The Skincare Revolution: Unleash Your Natural Beauty with DIY Products

చర్మ సంరక్షణ విప్లవం: స్వయంగా తయారు చేసిన ఉత్పత్తులతో మీ సహజ సౌందర్యాన్ని వెలికితీయండి

Ishana

Copyright © [2023]

Author: Ishana

Title: The Skincare Revolution: Unleash Your Natural Beauty with DIY Products

All rights reserved. No part of this publication may be reproduced or transmitted in any form or by any means, electronic or mechanical, including photocopying, recording, or any information storage and retrieval system, without prior written permission from the author.

This book is a self-published work by the author Ishana

ISBN:

TABLE OF CONTENTS

Chapter 1: Rethinking Skincare: From Chemicals to Conscious Beauty   12

- The rise of the DIY skincare movement and its benefits.
- Dispelling myths and misconceptions about natural ingredients.
- Understanding your skin type and its unique needs.
- The harmful effects of harsh chemicals and synthetic ingredients.
- Building a sustainable and ethical skincare routine.

Chapter 2: Your DIY Skincare Toolkit: Essential Ingredients and Tools   22

- Exploring the world of natural oils, butters, clays, and botanicals.
- Understanding the properties and benefits of common DIY ingredients.
- Building your own DIY skincare arsenal with essential tools and equipment.
- Safe handling and storage of natural ingredients.
- Sourcing ethical and sustainable materials.

Chapter 3: Crafting Your Personalized Skincare Regimen　　34

- Cleansing: DIY recipes for gentle yet effective cleansers for different skin types.
- Toning: Natural toners to balance and refresh the skin.
- Exfoliating: Gentle and effective DIY scrubs for removing dead skin cells.
- Moisturizing: Nourishing creams, serums, and masks for all skin types.
- Addressing specific concerns: DIY solutions for acne, wrinkles, dryness, etc.

Chapter 4: DIY Skincare Hacks for Every Day　　47

- Quick and easy recipes for on-the-go skincare solutions.
- Using common household ingredients for natural beauty boosts.
- Upcycling and repurposing for sustainable skincare practices.
- Creating personalized bath and body products.
- Making the most of seasonal ingredients for fresh skincare.

Chapter 5: Beyond Skincare: Embracing a Holistic Approach to Beauty 57

- The connection between inner and outer beauty.
- The role of diet, exercise, and lifestyle in healthy skin.
- Managing stress and its impact on skin health.
- Mindfulness and self-care practices for radiant skin.
- Cultivating a positive body image and self-acceptance.

Chapter 6: The DIY Skincare Revolution Continues: Resources and Inspiration 67

- Building a supportive community of DIY skincare enthusiasts.
- Exploring online resources and forums for further learning.
- Experimenting and finding what works best for your unique skin.
- Sharing your own DIY skincare creations and inspiring others.
- The future of DIY skincare and its potential to empower individuals.

TABLE OF CONTENTS

అధ్యాయం 1. చర్మ సంరక్షణ పునరాలోచన: రసాయనాల నుండి సహజ సౌందర్యం వైపు 12

- DIY చర్మ సంరక్షణ ఉద్యమం యొక్క పెరుగుదల మరియు దాని ప్రయోజనాలు.
- సహజ పదార్థాల గురించి ఉన్న మిథ్యాలను మరియు అపోహలను తొలగించడం.
- మీ చర్మ రకాన్ని మరియు దాని ప్రత్యేక అవసరాలను అర్థం చేసుకోవడం.
- హానికరమైన రసాయనాలు మరియు సింథటిక్ పదార్థాల ప్రతికూల ప్రభావాలు.
- స్థిరమైన మరియు నైతికమైన చర్మ సంరక్షణ దినచర్యను నిర్మించడం.

అధ్యాయం 2. మీ DIY చర్మ సంరక్షణ టూల్‌కిట్: అవసరమైన పదార్థాలు మరియు సాధనాలు 22

- సహజ నూనెలు, వెన్నలు, మట్టి, మరియు వృక్షసంబంధ ఉత్పత్తుల ప్రపంచాన్ని అన్వేషించడం.
- సాధారణ DIY పదార్థాల యొక్క లక్షణాలు మరియు ప్రయోజనాలను అర్థం చేసుకోవడం.
- అవసరమైన సాధనాలు మరియు పరికరాలతో మీ స్వంత DIY చర్మ సంరక్షణ ఆయుధాగారాన్ని నిర్మించడం.
- సహజ పదార్థాల యొక్క సురక్షితమైన నిర్వహణ మరియు నిల్వ.
- నైతిక మరియు స్థిరమైన పదార్థాలను సేకరించడం.

అధ్యాయం 3. మీ వ్యక్తిగత చర్మ సంరక్షణ నియంత్రణ రూపకల్పన   34

- శుభ్రం చేయడం: వివిధ చర్మ రకాలకు సున్నితమైన మరియు ప్రభావవంతమైన క్లెన్సర్ల కోసం DIY రెసిపీలు.

- టోనింగ్: చర్మాన్ని సమతుల్యం చేయడానికి మరియు రిఫ్రెష్ చేయడానికి సహజ టోనర్లు.

- ఎక్స్‌ఫోలియేటింగ్: చనిపోయిన చర్మ కణాలను తొలగించడానికి సున్నితమైన మరియు ప్రభావవంతమైన స్క్రబ్‌లు.

- మాయిస్చరైజింగ్: అన్ని చర్మ రకాలకు పోషణనిచ్చే క్రీములు, సీరమ్‌లు మరియు ముసుగులు.

- ప్రత్యేక ఆందోళనలను పరిష్కరించడం: మొటిమలు, ముడతలు, పొడిచర్మ, మొదలైన వాటికి DIY పరిష్కారాలు.

అధ్యాయం 4. ప్రతిరోజూ DIY చర్మ సంరక్షణ హాక్స్ 47

- ప్రయాణంలో ఉన్న చర్మ సంరక్షణ పరిష్కారాల కోసం శీఘ్రు మరియు సులభమైన రెసిపీలు.
- సహజ సౌందర్యాన్ని పెంపొందించడానికి సాధారణ గృహోపకరణాలను ఉపయోగించడం.
- స్థిరమైన చర్మ సంరక్షణ పద్ధతుల కోసం అప్ సైక్లింగ్ మరియు పునర్వినియోగం.
- వ్యక్తిగతీకరించిన స్నానపు మరియు శరీర ఉత్పత్తులను సృష్టించడం.
- తాజా చర్మ సంరక్షణ కోసం కాలానుసారంగా పదార్దాలను ఉపయోగించడం.

అధ్యాయం 5. లోపలి సౌందర్యం, బయటి సౌందర్యం: సహజమైన అనుసంధానం 57

- లోపలి ఆరోగ్యం మరియు బయటి కాంతి మధ్య కనెక్షన్.
- ఆహారం, వ్యాయామం, జీవనశైలిలు ఆరోగ్యకరమైన చర్మానికి ఎలా దోహపడతాయి.
- ఒత్తిడిని నిర్వహించడం మరియు దాని చర్మ ఆరోగ్యంపై ప్రభావం.
- ప్రకాశవంతమైన చర్మ కోసం మనస్సారత మరియు స్వీయ-సంరక్షణ పద్ధతులు.
- సానుకూల శరీర చిత్రాన్ని మరియు స్వీయ-స్వీయాకరణను పెంపొందించడం.

అధ్యాయం 6. DIY చర్మ సంరక్షణ విప్లవం కొనసాగుతోంది: వనరులు మరియు స్ఫూర్తి 67

- DIY చర్మ సంరక్షణ అభిమానులకు మద్దతు ఇచ్చే సంఘాన్ని నిర్మించడం.
- ఆన్లైన్ వనరులు మరియు ఫోరమ్లను అన్వేషించడం ద్వారా మరింత నేర్చుకోవడం.
- ప్రయోగాలు చేసి, మీ ప్రత్యేకమైన చర్మానికి ఏది ఉత్తమంగా పనిచేస్తుందో కనుగొనడం.
- మీ స్వంత DIY చర్మ సంరక్షణ సృష్టిలను పంచుకుని, ఇతరులను ప్రేరేపించడం.
- DIY చర్మ సంరక్షణ యొక్క భవిష్యత్తు మరియు వ్యక్తులను బలోపేంచే దాని సామర్థ్యం.

Chapter 1: Rethinking Skincare: From Chemicals to Conscious Beauty

అధ్యాయం 1. చర్మ సంరక్షణ పునరాలోచన: రసాయనాల నుండి సహజ సౌందర్యం వైపు

DIY చర్మ సంరక్షణ ఉద్యమం యొక్క పెరుగుదల మరియు దాని ప్రయోజనాలు

పరిచయం

DIY చర్మ సంరక్షణ ఉద్యమం ఇటీవలి సంవత్సరాలలో ప్రపంచవ్యాప్తంగా పెరుగుతోంది. ఈ ఉద్యమం ప్రజలు తమ చర్మ సంరక్షణ ఉత్పత్తులను తమ ఇంటిలోనే తయారు చేసుకోవడానికి ప్రోత్సహిస్తుంది. DIY చర్మ సంరక్షణ ఉత్పత్తులకు అనేక ప్రయోజనాలు ఉన్నాయి, వీటిలో సురక్షితమైన మరియు సహజమైన పదార్థాలను ఉపయోగించడం, ఖర్చు తక్కువ ఉండటం మరియు మీ చర్మం యొక్క నిర్దిష్ట అవసరాలకు అనుగుణంగా ఉత్పత్తులను అనుకూలీకరించడం వంటివి ఉన్నాయి.

DIY చర్మ సంరక్షణ ఉద్యమం యొక్క పెరుగుదలకు కారణాలు

DIY చర్మ సంరక్షణ ఉద్యమం యొక్క పెరుగుదలకు అనేక కారణాలు ఉన్నాయి. ఒక కారణం ప్రజలలో సహజమైన ఉత్పత్తులపై పెరుగుతున్న ఆసక్తి. అనేక DIY చర్మ సంరక్షణ ఉత్పత్తులు సహజమైన పదార్థాలతో తయారు చేయబడతాయి, ఇవి చాలా మందికి ఆకర్షణీయంగా ఉంటాయి.

మరొక కారణం అనేక ప్రజలు తమ చర్మ సంరక్షణ ఉత్పత్తుల నుండి మంచి ఫలితాలను పొందలేకపోతున్నారని భావిస్తున్నారు. DIY చర్మ సంరక్షణ ఉత్పత్తులను సృష్టించడం వల్ల, వారు తమ చర్మం యొక్క నిర్దిష్ట అవసరాలకు అనుగుణంగా ఉత్పత్తులను అనుకూలీకరించగలరు.

చివరగా, DIY చర్మ సంరక్షణ ఉత్పత్తులు తయారు చేయడం సులభం మరియు సరసమైనది. అనేక DIY చర్మ సంరక్షణ ఉత్పత్తులకు కేవలం కొన్ని సాధారణ పదార్థాలు మరియు సాధనాలు మాత్రమే అవసరం.

DIY చర్మ సంరక్షణ ఉత్పత్తుల ప్రయోజనాలు

DIY చర్మ సంరక్షణ ఉత్పత్తులకు అనేక ప్రయోజనాలు ఉన్నాయి. కొన్ని ప్రయోజనాలు ఇక్కడ ఉన్నాయి:

- సురక్షితమైన మరియు సహజమైన పదార్థాలను ఉపయోగించడం: DIY చర్మ సంరక్షణ ఉత్పత్తులు సాధారణంగా పదార్థాలతో తయారు చేయబడతాయి, ఇవి సురక్షితమైనవి మరియు సహజమైనవి. ఇది చర్మానికి అలెర్జీ లేదా దురద వంటి ప్రతికూల ప్రతిచర్యలను కలిగించే అవకాశాన్ని తగ్గిస్తుంది.

- ఖర్చు తక్కువ: DIY చర్మ సంరక్షణ ఉత్పత్తులను తయారు చేయడం సాధారణంగా ప్యాకేజీ చేసిన ఉత్పత్తులను కొనుగోలు చేయడం కంటే తక్కువ ఖర్చుతో ఉంటుంది.

సహజ పదార్థాల గురించి ఉన్న మిథ్యాలను మరియు అపోహలను తొలగించడం

సహజ పదార్థాలు ఆరోగ్యకరమైనవి మరియు సురక్షితమైనవి అని చాలా మంది నమ్ముతారు. అయితే, సహజ పదార్థాల గురించి కొన్ని మిథ్యాలు మరియు అపోహలు ఉన్నాయి. ఈ మిథ్యలు మరియు అపోహలు ప్రజలను సహజ పదార్థాలను ఉపయోగించడానికి ప్రోత్సహిస్తాయి, అవి నిజానికి హానికరం కావచ్చు.

ఈ కథనంలో, సహజ పదార్థాల గురించి ఉన్న కొన్ని మిథ్యాలను మరియు అపోహలను తొలగిస్తాము.

మిథ్య 1: సహజ పదార్థాలు ఎల్లప్పుడూ సురక్షితమైనవి

సహజ పదార్థాలు ఎల్లప్పుడూ సురక్షితమైనవి కావు. కొన్ని సహజ పదార్థాలు అలెర్జీలు లేదా ఇతర ప్రతికూల ప్రతిచర్యలను కలిగించవచ్చు. ఉదాహరణకు, హెలియంవెర్త్, ఒక రకమైన మొక్క, చర్మంపై దురద మరియు దురదను కలిగించవచ్చు.

మిథ్య 2: సహజ పదార్థాలు ఎల్లప్పుడూ సమర్థవంతమైనవి

సహజ పదార్థాలు ఎల్లప్పుడూ సమర్థవంతమైనవి కావు. కొన్ని సహజ పదార్థాలు కృత్రిమ పదార్థాల మాదిరిగానే ప్రభావవంతంగా ఉండకపోవచ్చు. ఉదాహరణకు, సహజ సన్‌స్క్రీన్లు కృత్రిమ సన్‌స్క్రీన్ల కంటే తక్కువ సమర్థవంతంగా ఉండవచ్చు.

మిథ్య 3: సహజ పదార్థాలు ఎల్లప్పుడూ ఖరీదైనవి

సహజ పదార్థాలు ఎల్లప్పుడూ ఖరీదైనవి కావు. కొన్ని సహజ పదార్థాలు కృత్రిమ పదార్థాల కంటే తక్కువ ఖరీదైనవి. ఉదాహరణకు, సహజ సబ్బును ఇంట్లో తయారు చేయడం చాలా సులభం మరియు సరసమైనది.

మిథ్య 4: సహజ పదార్థాలు ఎల్లప్పుడూ శుభ్రమైనవి

సహజ పదార్థాలు ఎల్లప్పుడూ శుభ్రమైనవి కావు. కొన్ని సహజ పదార్థాలు కలుషితాలను కలిగి ఉండవచ్చు. ఉదాహరణకు, కొన్ని సహజ సౌందర్య ఉత్పత్తులు ప్లాస్టిక్ లేదా ఇతర కలుషితాలను కలిగి ఉండవచ్చు.

మిథ్య 5: సహజ పదార్థాలు ఎల్లప్పుడూ ఉత్తమమైనవి

సహజ పదార్థాలు ఎల్లప్పుడూ ఉత్తమమైనవి కావు. కొన్ని సందర్భాల్లో, కృత్రిమ పదార్థాలు సహజ పదార్థాల కంటే మంచి ఎంపికగా ఉండవచ్చు. ఉదాహరణకు, కృత్రిమ సన్‌స్క్రీన్లు కొన్ని రకాల చర్మానికి సహజ సన్‌స్క్రీన్ల కంటే మంచివి.

మీ చర్మ రకాన్ని మరియు దాని ప్రత్యేక అవసరాలను అర్థం చేసుకోవడం

మీ చర్మ రకాన్ని అర్థం చేసుకోవడం మరియు దాని ప్రత్యేక అవసరాలను గుర్తించడం మీ చర్మ సంరక్షణ యొక్క ప్రాథమిక అంశాలలో ఒకటి. మీ చర్మ రకాన్ని అర్థం చేసుకోవడం వల్ల మీకు సరైన ఉత్పత్తులు మరియు చర్మ సంరక్షణ విధానాలను ఎంచుకోవడంలో సహాయపడుతుంది.

మీ చర్మ రకాన్ని ఎలా గుర్తించాలి?

మీ చర్మ రకాన్ని గుర్తించడానికి, మీరు మీ చర్మాన్ని క్రింది అంశాల ఆధారంగా పరిశీలించవచ్చు:

- తేమ: మీ చర్మం ఎంత తేమగా ఉంటుంది? ఇది పొడిగా, ఏర్పాటుగా లేదా కొవ్వుగా ఉంటుంది?
- సెబమ్ ఉత్పత్తి: మీ చర్మం ఎంత సెబమ్‌ను ఉత్పత్తి చేస్తుంది? ఇది తక్కువ, సాధారణ లేదా అధికంగా ఉంటుంది.
- పిండిపూతలు: మీ చర్మంపై పిండిపూతలు ఉన్నాయా? ఇవి చిన్నవి, పెద్దవి, ఎరుపు లేదా తెల్లగా ఉండవచ్చు.
- రంగు: మీ చర్మం రంగు ఏమిటి? ఇది లేత, మధ్యస్థ లేదా ముదురుగా ఉంటుంది.
- సున్నితత్వం: మీ చర్మం సున్నితంగా ఉందా? ఇది దురద, దద్దుర్లు లేదా ఇతర ప్రతికూల ప్రతిచర్యలకు గురవుతుంది.

మీ చర్మ రకాలను అర్థం చేసుకోవడం

మీ చర్మ రకాన్ని గుర్తించడానికి మీరు క్రింది రకాలను ఉపయోగించవచ్చు:

- పొడి చర్మం: పొడి చర్మం తేమను కోల్పోయిన చర్మం. ఇది దురద, గట్టిగా మరియు మృదువుగా ఉంటుంది.

- ఏర్పాటు చర్మం: ఏర్పాటు చర్మం సమతుల్యంగా ఉంటుంది. ఇది తేమతో కూడినది మరియు సెబమ్ ఉత్పత్తిని సరైన మొత్తంలో ఉత్పత్తి చేస్తుంది.

- కొవ్వు చర్మం: కొవ్వు చర్మం సెబమ్‌ను అధికంగా ఉత్పత్తి చేస్తుంది. ఇది మృదువుగా, కాంతివంతంగా మరియు మొటిమలకు గురయ్యే అవకాశం ఉంది.

- సున్నితమైన చర్మం: సున్నితమైన చర్మం సులభంగా చికాకు పడే చర్మం. ఇది దురద, దద్దుర్లు లేదా ఇతర ప్రతికూల ప్రతిచర్యలకు గురవుతుంది.

హానికరమైన రసాయనాలు మరియు సింథటిక్ పదార్థాల ప్రతికూల ప్రభావాలు

హానికరమైన రసాయనాలు మరియు సింథటిక్ పదార్థాలు మన చుట్టూ ఉన్న ప్రపంచంలో ఎల్లప్పుడూ ఉన్నాయి. అవి మా పానీయాలు, ఆహారాలు, గాలి మరియు పర్యావరణంలో కనిపిస్తాయి. ఈ రసాయనాలు మరియు పదార్థాలు మన ఆరోగ్యానికి అనేక ప్రతికూల ప్రభావాలను కలిగిస్తాయి.

హానికరమైన రసాయనాల మరియు సింథటిక్ పదార్థాల కొన్ని ఉదాహరణలు:

- పెస్టిసైడ్లు: పంటలను తెగుళ్ళ నుండి రక్షించడానికి ఉపయోగించే రసాయనాలు.
- అల్యూమినియం: ప్యాకేజింగ్, డెంటల్ ప్రొడక్ట్లు మరియు ఇతర ఉత్పత్తులలో ఉపయోగించే లోహం.
- ఫార్మాల్డిహైడ్: చెక్క, కాగితం మరియు ఇతర ఉత్పత్తులను నిల్వ చేయడానికి ఉపయోగించే రసాయనం.
- బెంజీన్: పెట్రోల్, డీజిల్ మరియు ఇతర ఇంధనాలలో కనిపించే రసాయనం.
- ప్లాస్టిక్: సాధారణంగా ప్యాకేజింగ్, ఫర్నిచర్ మరియు ఇతర ఉత్పత్తులలో ఉపయోగించే పదార్థం.

హానికరమైన రసాయనాలు మరియు సింథటిక్ పదార్థాల ప్రతికూల ప్రభావాలు:

- ఆరోగ్య సమస్యలు: హానికరమైన రసాయనాలు మరియు సింథటిక్ పదార్థాలు క్యాన్సర్, గుండె జబ్బులు, శ్వాసకోశ

సమస్యలు మరియు ఇతర ఆరోగ్య సమస్యలకు కారణం కావచ్చు.

- జన్యుపరమైన మార్పులు: హానికరమైన రసాయనాలు మరియు సింథటిక్ పదార్థాలు జన్యుపరమైన మార్పులకు దారితీయవచ్చు, ఇది తరువాత తరాలకు ప్రభావం చూపవచ్చు.

- సహజ పర్యావరణంపై ప్రభావం: హానికరమైన రసాయనాలు మరియు సింథటిక్ పదార్థాలు నీటి శుభ్రత, భూమి ఆరోగ్యం మరియు జీవవైవిధ్యంపై ప్రభావం చూపుతాయి.

హానికరమైన రసాయనాలు మరియు సింథటిక్ పదార్థాల ప్రభావాలను తగ్గించడానికి మార్గాలు:

- మీ పరిసరాల గురించి తెలుసుకోండి: మీరు ఉపయోగించే ఉత్పత్తులు మరియు మీరు తినిపించే ఆహారాలలో ఏ రసాయనాలు మరియు పదార్థాలు ఉన్నాయో తెలుసుకోండి.

స్థిరమైన మరియు నైతికమైన చర్మ సంరక్షణ దినచర్యను నిర్మించడం

చర్మ సంరక్షణ చాలా ముఖ్యం, కానీ మన చర్మానికి మరియు పర్యావరణానికి మంచిది అయిన ఉత్పత్తులను ఎంచుకోవడం ముఖ్యం. స్థిరమైన మరియు నైతికమైన చర్మ సంరక్షణ దినచర్యను నిర్మించడానికి కొన్ని చిట్కాలు ఇక్కడ ఉన్నాయి.

మీ చర్మ రకాన్ని అర్థం చేసుకోండి

మీ చర్మ రకాన్ని అర్థం చేసుకోవడం మీకు సరైన ఉత్పత్తులను ఎంచుకోవడంలో సహాయపడుతుంది. మీ చర్మం పొడిగా, ఏర్పాటుగా లేదా కొవ్వుగా ఉందా? మీకు మొటిమలు లేదా ఇతర చర్మ సమస్యలు ఉన్నాయా? మీ చర్మ రకాన్ని అర్థం చేసుకోవడానికి, మీరు స్కిన్ టైప్ టెస్ట్ చేయవచ్చు లేదా చర్మ సంరక్షణ నిపుణుడిని సంప్రదించవచ్చు.

సహజ మరియు సేంద్రీయ ఉత్పత్తులను ఎంచుకోండి

సహజ మరియు సేంద్రీయ ఉత్పత్తులు తక్కువ హానికరమైన రసాయనాలు మరియు పదార్థాలను కలిగి ఉంటాయి. అవి మీ చర్మానికి మరియు పర్యావరణానికి మంచివి. సహజ మరియు సేంద్రీయ చర్మ సంరక్షణ ఉత్పత్తులను కనుగొనడానికి, మీరు మీ స్థానిక సహజ ఆహారం లేదా సౌందర్య దుకాణాన్ని సందర్శించవచ్చు.

ప్యాకేజింగ్‌కు శ్రద్ధ వహించండి

చర్మ సంరక్షణ ఉత్పత్తుల ప్యాకేజింగ్ తరచుగా ప్లాస్టిక్ లేదా ఇతర పునర్వినియోగం చేయలేని పదార్థాలతో తయారు

చేయబడుతుంది. మీరు మీ చర్మం మరియు పర్యావరణానికి మంచిది అయిన ఉత్పత్తులను ఎంచుకోవాలనుకుంటే, పునర్వినియోగపరచగల లేదా కంపోస్ట్ చేయగల ప్యాకేజింగ్‌తో ఉత్పత్తులను ఎంచుకోండి.

స్థానిక ఉత్పత్తులను కొనండి

స్థానికంగా తయారు చేయబడిన చర్మ సంరక్షణ ఉత్పత్తులను కొనడం వల్ల మీరు మీ సమాజానికి మద్దతు ఇవ్వడంలో సహాయపడతారు. స్థానికంగా తయారు చేయబడిన ఉత్పత్తులు తరచుగా శక్తి మరియు కారవాల్లను తగ్గించడం ద్వారా పర్యావరణానికి మంచివి.

అవసరమైనప్పుడు మాత్రమే ఉపయోగించండి

మీరు చర్మ సంరక్షణ ఉత్పత్తులను ఎక్కువగా ఉపయోగించాల్సిన అవసరం లేదు. మీ చర్మం యొక్క ప్రత్యేక అవసరాలకు అనుగుణంగా మీ దినచర్యను సర్దుబాటు చేయండి.

Chapter 2: Your DIY Skincare Toolkit: Essential Ingredients and Tools

అధ్యాయం 2. మీ DIY చర్మ సంరక్షణ టూల్‌కిట్: అవసరమైన పదార్థాలు మరియు సాధనాలు

సహజ నూనెలు, వెన్నలు, మట్టి, మరియు వృక్షసంబంధ ఉత్పత్తుల ప్రపంచాన్ని అన్వేషించడం

సహజ నూనెలు, వెన్నలు, మట్టి, మరియు వృక్షసంబంధ ఉత్పత్తులు మన జీవితంలో చాలా ముఖ్యమైన పాత్ర పోషిస్తాయి. అవి మన ఆరోగ్యం, మన సౌందర్యం, మరియు మన పర్యావరణం కోసం చాలా ప్రయోజనకరంగా ఉంటాయి.

సహజ నూనెలు

సహజ నూనెలు మొక్కల నుండి లేదా జంతువుల నుండి తీసిన నూనెలు. అవి ఒమేగా-3 కొవ్వు ఆమ్లాలు, విటమిన్లు, మరియు ఖనిజాలు వంటి పోషకాలకు గొప్ప మూలం.

సహజ నూనెల యొక్క కొన్ని ప్రయోజనాలు:

- ఆరోగ్యకరమైన హృదయంను కాపాడుతాయి
- మెదడు ఆరోగ్యాన్ని మెరుగుపరుస్తాయి
- కీళ్ల నొప్పులను తగ్గిస్తాయి
- చర్మాన్ని మరియు జుట్టును ఆరోగ్యంగా ఉంచుతాయి

కొన్ని సాధారణ సహజ నూనెలు:

- ఆలివ్ నూనె
- నువ్వుల నూనె
- కొబ్బరి నూనె
- శనగ నూనె
- మొక్కా నూనె

సహజ వెన్నలు

సహజ వెన్నలు పాల నుండి తయారుచేయబడిన కొవ్వు పదార్థాలు. అవి ప్రోటీన్, కాల్షియం, విటమిన్లు, మరియు ఖనిజాలు వంటి పోషకాలకు గొప్ప మూలం.

సహజ వెన్నల యొక్క కొన్ని ప్రయోజనాలు:

- ఆరోగ్యకరమైన హృదయంను కాపాడుతాయి
- మెదడు ఆరోగ్యాన్ని మెరుగుపరుస్తాయి
- కీళ్ల నొప్పులను తగ్గిస్తాయి
- చర్మాన్ని మరియు జుట్టును ఆరోగ్యంగా ఉంచుతాయి

కొన్ని సాధారణ సహజ వెన్నలు:

- ఆవు నెయ్యి
- గొర్రె నెయ్యి
- మేక నెయ్యి

మట్టి

మట్టి అనేది భూమి యొక్క పైన ఉండే పొర. ఇది అనేక రకాల పోషకాలకు గొప్ప మూలం.

మట్టి యొక్క కొన్ని ప్రయోజనాలు:

- మన ఆరోగ్యాన్ని మెరుగుపరుస్తుంది
- మన సౌందర్యాన్ని మెరుగుపరుస్తుంది
- మన పర్యావరణాన్ని కాపాడుతుంది

మట్టిని వివిధ రకాల ఉత్పత్తుల తయారీకి ఉపయోగిస్తారు. కొన్ని సాధారణ ఉత్పత్తులు:

- మట్టి క్రీమ్లు
- మట్టి మాస్క్లు
- మట్టి ఔషధాలు

వృక్షసంబంధ ఉత్పత్తులు

వృక్షసంబంధ ఉత్పత్తులు మొక్కల నుండి తయారుచేయబడిన ఉత్పత్తులు. అవి పోషకాలు, ఔషధ గుణాలు, మరియు సువాసనలకు గొప్ప మూలం.

సాధారణ DIY పదార్థాల యొక్క లక్షణాలు మరియు ప్రయోజనాలను అర్థం చేసుకోవడం

DIY లేదా "డో-ఇట్-యువర్‌సెల్ఫ్" అనేది మనం ఇంట్లోనే మన స్వంత ఉత్పత్తులను తయారుచేసుకోవడం. ఇది మనకు మన ఆర్థికం మరియు పర్యావరణంపై సానుకూల ప్రభావం చూపడానికి ఒక గొప్ప మార్గం.

DIY ప్రాజెక్ట్‌లను ప్రారంభించడానికి, మనకు సరైన పదార్థాలను ఎంచుకోవడం చాలా ముఖ్యం. ప్రతి పదార్థానికి దాని స్వంత లక్షణాలు మరియు ప్రయోజనాలు ఉన్నాయి. వాటిని అర్థం చేసుకోవడం వల్ల మనం మన ప్రాజెక్ట్‌లకు సరైన పదార్థాలను ఎంచుకోవడంలో మరియు వాటిని విజయవంతంగా పూర్తి చేయడంలో సహాయపడుతుంది.

సాధారణ DIY పదార్థాలలో కొన్ని:

- పదార్థాలు
  - చెక్క
  - లోహం
  - ప్లాస్టిక్
  - గుడ్డ
  - కాగితం
- సాధనాలు
  - కత్తులు
  - కొరడాలు

- సాధారణ ఉపకరణాలు
- అలంకరణలు
  - పెయింట్
  - రంగు
  - స్టిక్కర్లు

చెక్క

చెక్క అనేది ఒక సహజ పదార్థం. ఇది మృదువైనది లేదా కఠినంగా ఉండవచ్చు, ఇది తేలికగా లేదా బరువుగా ఉండవచ్చు. చెక్క యొక్క ప్రయోజనాలు:

- బలంగా మరియు స్థిరంగా ఉంటుంది
- సౌందర్యంగా ఉంటుంది
- సులభంగా పని చేయగలదు

చెక్కను వివిధ రకాల DIY ప్రాజెక్ట్‌లలో ఉపయోగిస్తారు. కొన్ని ఉదాహరణలు:

- ఫర్నిచర్
- కుట్టుపని
- హస్తకళలు

లోహం

లోహం అనేది మరొక సహజ పదార్థం. ఇది మృదువైనది లేదా కఠినంగా ఉండవచ్చు, ఇది తేలికగా లేదా బరువుగా ఉండవచ్చు. లోహం యొక్క ప్రయోజనాలు:

- బలంగా మరియు స్థిరంగా ఉంటుంది
- శక్తివంతంగా ఉంటుంది
- సులభంగా పని చేయగలదు

లోహాన్ని వివిధ రకాల DIY ప్రాజెక్ట్‌లలో ఉపయోగిస్తారు. కొన్ని ఉదాహరణలు:

- మెకానికల్ భాగాలు
- హస్తకళలు
- ఆభరణాలు

ప్లాస్టిక్

ప్లాస్టిక్ అనేది ఒక సింథటిక్ పదార్థం. ఇది తేలికగా మరియు స్థిరంగా ఉంటుంది. ప్లాస్టిక్ యొక్క ప్రయోజనాలు:

- తేలికగా ఉంటుంది
- స్థిరంగా ఉంటుంది
- వివిధ రంగాలు మరియు ఆకృతులలో లభిస్తుంది

అవసరమైన సాధనాలు మరియు పరికరాలతో మీ స్వంత DIY చర్మ సంరక్షణ ఆయుధాగారాన్ని నిర్మించడం

మన చర్మం మన శరీరం యొక్క అతిపెద్ద అవయవం మరియు దాని ఆరోగ్యం మన మొత్తం శరీర ఆరోగ్యంపై ప్రభావం చూపుతుంది. మన చర్మాన్ని ఆరోగ్యంగా మరియు మెరుగ్గా ఉంచడానికి, మనం రోజువారీ చర్మ సంరక్షణ షెడ్యూల్‌ను అనుసరించడం చాలా ముఖ్యం.

DIY చర్మ సంరక్షణ అనేది మన చర్మానికి మంచిది మరియు పర్యావరణానికి మంచిది. DIY చర్మ సంరక్షణ ఉత్పత్తులను తయారుచేయడం ద్వారా, మనం మన చర్మానికి ఏమి వర్తిస్తోందో మనం నియంత్రించగలము మరియు మనకు అవసరమైన ఏదైనా ఖచ్చితంగా పొందగలము.

మీ స్వంత DIY చర్మ సంరక్షణ ఆయుధాగారాన్ని నిర్మించడానికి, మీకు కొన్ని ప్రాథమిక సాధనాలు మరియు పరికరాలు అవసరం. ఈ సాధనాలు మరియు పరికరాలు మీకు వివిధ రకాల DIY చర్మ సంరక్షణ ఉత్పత్తులను తయారుచేయడంలో సహాయపడతాయి.

సాధారణ సాధనాలు

- కత్తులు: కత్తులు వివిధ రకాల DIY చర్మ సంరక్షణ ఉత్పత్తులను తయారుచేయడానికి ఉపయోగించబడతాయి. ఉదాహరణకు, మీరు కత్తులను ఆయిల్స్, షాంపూలు, మరియు లోషన్లను కలపడానికి లేదా చర్మ సంరక్షణ ఉత్పత్తులను క్యాన్‌లలోకి ప్యాక్ చేయడానికి ఉపయోగించవచ్చు.

- స్పేటులాలు: స్పేటులాలు కూడా వివిధ రకాల DIY చర్మ సంరక్షణ ఉత్పత్తులను తయారుచేయడానికి ఉపయోగించబడతాయి. ఉదాహరణకు, మీరు స్పేటులాలను ఆయిల్స్ మరియు షాంపూలను కలపడానికి లేదా చర్మ సంరక్షణ ఉత్పత్తులను క్యాన్‌లలోకి ప్యాక్ చేయడానికి ఉపయోగించవచ్చు.
- మిక్సర్లు: మిక్సర్లు కూడా వివిధ రకాల DIY చర్మ సంరక్షణ ఉత్పత్తులను తయారుచేయడానికి ఉపయోగించబడతాయి. ఉదాహరణకు, మీరు మిక్సర్లను ఆయిల్స్ మరియు షాంపూలను కలపడానికి లేదా చర్మ సంరక్షణ ఉత్పత్తులను క్యాన్‌లలోకి ప్యాక్ చేయడానికి ఉపయోగించవచ్చు.
- టెస్ట్ ట్యూబ్‌లు: టెస్ట్ ట్యూబ్‌లు మీ DIY చర్మ సంరక్షణ ఉత్పత్తులను పరీక్షించడానికి ఉపయోగించబడతాయి. ఉదాహరణకు, మీరు టెస్ట్ ట్యూబ్‌లను కొత్త ఆయిల్ లేదా షాంపూను మీ చర్మంపై పరీక్షించడానికి ఉపయోగించవచ్చు.

సహజ పదార్థాల యొక్క సురక్షితమైన నిర్వహణ మరియు నిల్వ

సహజ పదార్థాలు మన చుట్టూ ఉన్న ప్రపంచంలోని ఒక ముఖ్యమైన భాగం. అవి ఆహారం, ఔషధం, అలంకరణ మరియు ఇతర అనేక ఉపయోగాలకు ఉపయోగించబడతాయి. సహజ పదార్థాలను సురక్షితంగా నిర్వహించడం మరియు నిల్వ చేయడం చాలా ముఖ్యం.

సహజ పదార్థాలను సురక్షితంగా నిర్వహించడానికి చిట్కాలు

- సహజ పదార్థాలను వాటి యొక్క ఉత్పత్తి లేబుల్‌లలో సూచించిన విధంగా నిల్వ చేయండి. కొన్ని సహజ పదార్థాలు ఉష్ణోగ్రత, తేమ లేదా కాంతి యొక్క ప్రభావానికి గురవుతాయి.

- సహజ పదార్థాలను పిల్లలు మరియు పెంపుడు జంతువులకు అందుబాటులో లేని ప్రదేశంలో నిల్వ చేయండి. కొన్ని సహజ పదార్థాలు విషపూరితమైనవి లేదా అలెర్జీ ప్రతిచర్యలను కలిగించగలవు.

- సహజ పదార్థాలను శుభ్రమైన, మూత కట్టిన Containersలో నిల్వ చేయండి. ఇది వాటిని కలుషితం నుండి రక్షించడంలో సహాయపడుతుంది.

సహజ పదార్థాలను సురక్షితంగా నిల్వ చేయడానికి చిట్కాలు

- సహజ పదార్థాలను చల్లగా మరియు చీకటిగా నిల్వ చేయండి. ఇది వాటిని క్షీణించకుండా మరియు ఉత్తమ నాణ్యతను నిర్వహించడంలో సహాయపడుతుంది.

- సహజ పదార్థాలను తడినిండా నిల్వ చేయకుండా చూసుకోండి. తేమ వాటిని క్షీణించడానికి దారితీస్తుంది.
- సహజ పదార్థాలను వాటి తేదీని దాటిన తర్వాత ఉపయోగించవద్దు. తేదీని దాటిన సహజ పదార్థాలు ప్రమాదకరమైనవి కావచ్చు.

సహజ పదార్థాలను సురక్షితంగా నిర్వహించడం మరియు నిల్వ చేయడం ద్వారా, మీరు మరియు మీ కుటుంబం యొక్క భద్రతను కాపాడుకోవచ్చు.

నైతిక మరియు స్థిరమైన పదార్థాలను సేకరించడం

నైతిక మరియు స్థిరమైన పదార్థాలను సేకరించడం అనేది మన పర్యావరణం మరియు సమాజంపై మన ప్రభావాన్ని తగ్గించడానికి ఒక గొప్ప మార్గం. ఇది మన ఆర్థికాన్ని మెరుగుపరచడానికి మరియు మన జీవితాలను మరింత సంతృప్తికరంగా చేయడానికి సహాయపడుతుంది.

నైతిక మరియు స్థిరమైన పదార్థాలను ఎలా సేకరించాలో ఇక్కడ కొన్ని చిట్కాలు ఉన్నాయి:

- మీరు ఏమి కొనుగోలు చేస్తున్నారో తెలుసుకోండి. ఉత్పత్తుల లేబుల్‌లను చదవండి మరియు అవి ఎక్కడ తయారు చేయబడ్డాయి, అవి ఏమి తయారు చేయబడ్డాయి మరియు అవి ఎలా ఉత్పత్తి చేయబడ్డాయి అనే దాని గురించి తెలుసుకోండి.

- స్థానికంగా ఉత్పత్తి చేయబడిన మరియు సేకరించిన పదార్థాలను కనుగొనండి. ఇది మీ ఆర్థికాన్ని మరియు మీ ప్రాంతానికి సహాయపడుతుంది.

- పునర్వినియోగం, పునర్వినియోగం మరియు పునర్వినియోగించగల పదార్థాలను కనుగొనండి. ఇది మీ పర్యావరణాన్ని రక్షించడంలో సహాయపడుతుంది.

- సహజ మరియు పునరుత్పాదక వనరుల నుండి వచ్చే పదార్థాలను కనుగొనండి. ఇది మీ పర్యావరణ పాదముద్రను తగ్గించడంలో సహాయపడుతుంది.

నైతిక మరియు స్థిరమైన పదార్థాలను కనుగొనడానికి కొన్ని వనరులు:

- దేశీయ వ్యాపారాలను కనుగొనడానికి స్థానిక వ్యాపారాల డైరెక్టరీలు.
- పునర్వినియోగం మరియు పునర్వినియోగించగల వస్తువుల కోసం స్వచ్ఛంద సంస్థలు మరియు దుకాణాలు.
- ఆన్‌లైన్‌లో నైతిక మరియు స్థిరమైన ఉత్పత్తులను అమ్మే వ్యాపారాలు.

నైతిక మరియు స్థిరమైన పదార్థాలను సేకరించడం ద్వారా, మీరు మీ పర్యావరణం మరియు సమాజంపై మీ ప్రభావాన్ని సానుకూలంగా మార్చగలరు.

Chapter 3: Crafting Your Personalized Skincare Regimen

అధ్యాయం 3. మీ వ్యక్తిగత చర్మ సంరక్షణ నియంత్రణ రూపకల్పన

శుభ్రం చేయడం: వివిధ చర్మ రకాలకు సున్నితమైన మరియు ప్రభావవంతమైన క్లెన్సర్ల కోసం DIY రెసిపీలు

చర్మ సంరక్షణలో శుభ్రం చేయడం చాలా ముఖ్యమైన దశ. రోజువారీ శుభ్రం చేయడం వల్ల చర్మం నుండి ధూళి, మలినాలు మరియు చెమట తొలగిపోతాయి. ఇది చర్మాన్ని ఆరోగ్యంగా మరియు కాంతివంతంగా ఉంచడానికి సహాయపడుతుంది.

చర్మ రకాన్ని బట్టి శుభ్రం చేయడానికి వివిధ పద్ధతులు ఉన్నాయి. కొన్ని చర్మ రకాలకు సున్నితమైన క్లెన్సర్లు అవసరం, మరికొన్ని చర్మ రకాలకు బలమైన క్లెన్సర్లు అవసరం.

ఇంట్లోనే సులభంగా తయారు చేసుకోగలిగే కొన్ని సున్నితమైన మరియు ప్రభావవంతమైన క్లెన్సర్ల రెసిపీలు ఇక్కడ ఉన్నాయి.

సాధారణ చర్మానికి క్లెన్సర్

- ఒక కప్పు నీటిలో ఒక టీస్పూన్ పుదీనా ఆకులను వేసి మరిగించాలి.
- ఆకులు మరిగిపోయాక దించి, చల్లబరుచుకోవాలి.

- ఈ నీటిలో ఒక టీస్పూన్ యాపిల్ సైడర్ వినెగార్ కలపాలి.
- ఈ మిశ్రమాన్ని ముఖానికి రాసి, వలసగా శుభ్రం చేసుకోవాలి.

తేలికపాటి చర్మానికి క్లెన్సర్

- ఒక కప్పు నీటిలో ఒక టీస్పూన్ ఓట్మీల్ పొడిని కలపాలి.
- ఈ మిశ్రమాన్ని ముఖానికి రాసి, వలసగా శుభ్రం చేసుకోవాలి.

పొడి చర్మానికి క్లెన్సర్

- ఒక కప్పు నీటిలో ఒక టీస్పూన్ హైడ్రేటింగ్ క్రీమ్ లేదా ఆయిల్ ను కలపాలి.
- ఈ మిశ్రమాన్ని ముఖానికి రాసి, వలసగా శుభ్రం చేసుకోవాలి.

కొవ్వు చర్మానికి క్లెన్సర్

- ఒక కప్పు నీటిలో ఒక టీస్పూన్ యాపిల్ సైడర్ వినెగార్ లేదా నిమ్మరసం కలపాలి.
- ఈ మిశ్రమాన్ని ముఖానికి రాసి, వలసగా శుభ్రం చేసుకోవాలి.

అలెర్జీ చర్మానికి క్లెన్సర్

- ఒక కప్పు నీటిలో ఒక టీస్పూన్ ఓట్మీల్ పొడిని కలపాలి.
- ఈ మిశ్రమాన్ని ముఖానికి రాసి, వలసగా శుభ్రం చేసుకోవాలి.

ఈ క్లెన్సర్‌లను ఉపయోగించే ముందు, మీ చర్మానికి సరిపోతుందో లేదో ఒక చిన్న ప్రాంతంలో ప్రయత్నించడం మంచిది.

టోనింగ్: చర్మాన్ని సమతుల్యం చేయడానికి మరియు రిఫ్రెష్ చేయడానికి సహజ టోనర్లు

చర్మ సంరక్షణలో టోనింగ్ ఒక ముఖ్యమైన దశ. టోనింగ్ వల్ల చర్మం నుండి మిగిలిన క్లెన్సర్‌లను మరియు మలినాలను తొలగించవచ్చు. ఇది చర్మాన్ని టోన్ చేయడానికి మరియు రిఫ్రెష్ చేయడానికి కూడా సహాయపడుతుంది.

సాధారణంగా, టోనర్లు ఆల్కహాల్‌తో తయారు చేయబడతాయి. ఆల్కహాల్ చర్మాన్ని పొడిగా చేస్తుంది, కాబట్టి కొన్ని చర్మ రకాలకు ఇది సరిపోకపోవచ్చు.

ఇంట్లోనే సులభంగా తయారు చేసుకోగలిగే కొన్ని సహజ టోనర్ల రెసిపీలు ఇక్కడ ఉన్నాయి. ఈ టోనర్లు చర్మాన్ని సున్నితంగా టోన్ చేయడానికి మరియు రిఫ్రెష్ చేయడానికి సహాయపడతాయి.

సాధారణ చర్మానికి టోనర్

- ఒక కప్పు నీటిలో ఒక టీస్పూన్ పుదీనా ఆకులను వేసి మరిగించాలి.
- ఆకులు మరిగిపోయాక దించి, చల్లబరుచుకోవాలి.
- ఈ నీటిని ముఖానికి రాసి, ఒక తువ్వాలుతో తుడిచివేయాలి.

తేలికపాటి చర్మానికి టోనర్

- ఒక కప్పు నీటిలో ఒక టీస్పూన్ రోజ్ వాటర్ కలపాలి.

- ఈ మిశ్రమాన్ని ముఖానికి రాసి, ఒక తువ్వాలుతో తుడిచివేయాలి.

పొడి చర్మానికి టోనర్

- ఒక కప్పు నీటిలో ఒక టీస్పూన్ ఆలివ్ నూనె లేదా హైడ్రేటింగ్ క్రీమ్ కలపాలి.
- ఈ మిశ్రమాన్ని ముఖానికి రాసి, ఒక తువ్వాలుతో తుడిచివేయాలి.

కొవ్వు చర్మానికి టోనర్

- ఒక కప్పు నీటిలో ఒక టీస్పూన్ టీ ట్రీ ఆయిల్ కలపాలి.
- ఈ మిశ్రమాన్ని ముఖానికి రాసి, ఒక తువ్వాలుతో తుడిచివేయాలి.

అలెర్జీ చర్మానికి టోనర్

- ఒక కప్పు నీటిలో ఒక టీస్పూన్ అలెర్జీ లేని హైడ్రేటింగ్ క్రీమ్ కలపాలి.
- ఈ మిశ్రమాన్ని ముఖానికి రాసి, ఒక తువ్వాలుతో తుడిచివేయాలి.

ఈ టోనర్లను ఉపయోగించే ముందు, మీ చర్మానికి సరిపోతుందో లేదో ఒక చిన్న ప్రాంతంలో ప్రయత్నించడం మంచిది.

టోనింగ్ చేసేటప్పుడు గుర్తుంచుకోవలసిన కొన్ని చిట్కాలు

- టోనింగ్ చేయడానికి ముందు, మీరు మీ ముఖాన్ని శుభ్రం చేయాలి.

- టోనర్‌ను శుభ్రమైన చేతులతో ముఖానికి రాయాలి.

ఎక్స్‌ఫోలియేటింగ్: చనిపోయిన చర్మ కణాలను తొలగించడానికి సున్నితమైన మరియు ప్రభావవంతమైన స్క్రబ్‌లు

చర్మ సంరక్షణలో ఎక్స్‌ఫోలియేషన్ ఒక ముఖ్యమైన దశ. ఎక్స్‌ఫోలియేషన్ వల్ల చర్మం నుండి చనిపోయిన చర్మ కణాలను తొలగించవచ్చు. ఇది చర్మాన్ని మృదువుగా, మెరిసేలా మరియు ఆరోగ్యంగా ఉంచడానికి సహాయపడుతుంది.

చనిపోయిన చర్మ కణాలు చర్మంపై పేరుకుపోతే, అవి చర్మాన్ని మసకగా మరియు రంగును కోల్పోవడానికి కారణమవుతాయి. ఇవి మొటిమలు మరియు ఇతర చర్మ సమస్యలకు కూడా దారితీయవచ్చు.

ఎక్స్‌ఫోలియేషన్ చేయడానికి అనేక మార్గాలు ఉన్నాయి. స్క్రబ్‌లు, ఫేస్ పాడ్‌లు, ఫేస్ మాస్కులు మొదలైనవి ఎక్స్‌ఫోలియేషన్ కోసం ఉపయోగించవచ్చు.

ఇంట్లోనే సులభంగా తయారు చేసుకోగలిగే కొన్ని సున్నితమైన మరియు ప్రభావవంతమైన స్క్రబ్‌ల రెసిపీలు ఇక్కడ ఉన్నాయి.

సాధారణ చర్మానికి స్క్రబ్

- ఒక టీస్పూన్ ఓట్‌మీల్ పొడిని తీసుకోండి.
- దీనికి ఒక టీస్పూన్ తేనె లేదా ఆలివ్ నూనె కలపండి.
- ఈ మిశ్రమాన్ని ముఖానికి రాసి, ముఖానికి సున్నితంగా రుద్దండి.

- 5 నిమిషాల తర్వాత, నీటితో శుభ్రం చేసుకోండి.

తేలికపాటి చర్మానికి స్క్రబ్

- ఒక టీస్పూన్ బ్రౌన్ షుగర్‌ను తీసుకోండి.
- దీనికి ఒక టీస్పూన్ తేనె లేదా ఆలివ్ నూనె కలపండి.
- ఈ మిశ్రమాన్ని ముఖానికి రాసి, ముఖానికి సున్నితంగా రుద్దండి.
- 5 నిమిషాల తర్వాత, నీటితో శుభ్రం చేసుకోండి.

పొడి చర్మానికి స్క్రబ్

- ఒక టీస్పూన్ ఓట్‌మీల్ పొడిని తీసుకోండి.
- దీనికి ఒక టీస్పూన్ ఆలివ్ నూనె లేదా హైడ్రేటింగ్ క్రీమ్ కలపండి.
- ఈ మిశ్రమాన్ని ముఖానికి రాసి, ముఖానికి సున్నితంగా రుద్దండి.
- 5 నిమిషాల తర్వాత, నీటితో శుభ్రం చేసుకోండి.

కొవ్వు చర్మానికి స్క్రబ్

- ఒక టీస్పూన్ బ్రౌన్ షుగర్‌ను తీసుకోండి.
- దీనికి ఒక టీస్పూన్ నిమ్మరసం లేదా టీ ట్రీ ఆయిల్ కలపండి.

మాయిస్చరైజింగ్: అన్ని చర్మ రకాలకు పోషణనిచ్చే క్రీములు, సీరమ్‌లు మరియు ముసుగులు

చర్మ సంరక్షణలో మరియు మొటిమలు, ముడతలు మరియు ఇతర చర్మ సమస్యలను నివారించడంలో మాయిస్చరైజేషన్ చాలా ముఖ్యమైనది. మాయిస్చరైజర్ చర్మానికి తేమను అందిస్తుంది, ఇది చర్మాన్ని మృదువుగా, మెరిసేలా మరియు ఆరోగ్యంగా ఉంచడానికి సహాయపడుతుంది.

అన్ని చర్మ రకాలకు సరైన మాయిస్చరైజర్ ఎంచుకోవడం ముఖ్యం. సాధారణ చర్మానికి, మీరు తేలికపాటి మాయిస్చరైజర్‌ను ఎంచుకోవచ్చు. పొడి చర్మానికి, మీరు మందపాటి మాయిస్చరైజర్‌ను ఎంచుకోవచ్చు. కొవ్వు చర్మానికి, మీరు సబ్‌రోమేటోజ్ మాయిస్చరైజర్‌ను ఎంచుకోవచ్చు.

ఇంట్లోనే సులభంగా తయారు చేసుకోగలిగే కొన్ని సహజ మాయిస్చరైజర్ల రెసిపీలు ఇక్కడ ఉన్నాయి.

సాధారణ చర్మానికి మాయిస్చరైజర్

- ఒక టీస్పూన్ ఆలివ్ నూనె లేదా జోజోబా నూనెను తీసుకోండి.
- దీనికి ఒక టీస్పూన్ తేనె లేదా రోజ్ వాటర్ కలపండి.
- ఈ మిశ్రమాన్ని ముఖానికి రాసి, మృదువుగా మసాజ్ చేయండి.

తేలికపాటి చర్మానికి మాయిస్చరైజర్

- ఒక టీస్పూన్ పుదీనా ఆకులను తీసుకోండి.

- దీనిని నీటితో మరిగించి, చల్లబరుచుకోండి.
- ఈ నీటిని ముఖానికి రాసి, ఒక తువ్వాలుతో తుడిచివేయండి.

పొడి చర్మానికి మాయిస్చరైజర్

- ఒక టీస్పూన్ హైడ్రేటింగ్ క్రీమ్ లేదా ఆయిల్ ను తీసుకోండి.
- దీనికి ఒక టీస్పూన్ తేనె లేదా రోజ్ వాటర్ కలపండి.
- ఈ మిశ్రమాన్ని ముఖానికి రాసి, మృదువుగా మసాజ్ చేయండి.

కొవ్వు చర్మానికి మాయిస్చరైజర్

- ఒక టీస్పూన్ ఆలివ్ నూనె లేదా జోజోబా నూనెను తీసుకోండి.
- దీనికి ఒక టీస్పూన్ యాపిల్ సైడర్ వినెగార్ లేదా నిమ్మరసం కలపండి.
- ఈ మిశ్రమాన్ని ముఖానికి రాసి, మృదువుగా మసాజ్ చేయండి.

సీరమ్‌లు

సీరమ్‌లు మాయిస్చరైజర్‌ల కంటే చిన్న అణువులను కలిగి ఉంటాయి, ఇవి చర్మంలోకి లోతుగా ప్రవేశిస్తాయి.

ప్రత్యేక ఆందోళనలను పరిష్కరించడం: మొటిమలు, ముడతలు, పొడిచర్మ, మొదలైన వాటికి DIY పరిష్కారాలు

చర్మ సంరక్షణలో, ప్రత్యేక ఆందోళనలను పరిష్కరించడానికి అనేక DIY పరిష్కారాలు అందుబాటులో ఉన్నాయి. ఈ పరిష్కారాలు సహజమైన పదార్థాలతో తయారు చేయబడతాయి మరియు సున్నితమైనవి.

మొటిమలు

మొటిమలు అనేది చాలా సాధారణమైన చర్మ సమస్య. మొటిమలను నివారించడానికి మరియు చికిత్స చేయడానికి అనేక DIY పరిష్కారాలు ఉన్నాయి.

- ఓట్‌మీల్ ముసుగు

ఓట్‌మీల్‌లో యాంటీ ఇన్ఫ్లమేటరీ లక్షణాలు ఉంటాయి, ఇవి మొటిమలను తగ్గించడంలో సహాయపడతాయి.

- టీ ట్రీ ఆయిల్

టీ ట్రీ ఆయిల్‌లో యాంటీ బ్యాక్టీరియల్ మరియు యాంటీ ఇన్ఫ్లమేటరీ లక్షణాలు ఉంటాయి, ఇవి మొటిమలను నివారించడంలో సహాయపడతాయి.

- బ్రౌన్ షుగర్ స్క్రబ్

బ్రౌన్ షుగర్ స్క్రబ్ చర్మం నుండి చనిపోయిన చర్మ కణాలను తొలగించడంలో సహాయపడుతుంది, ఇది మొటిమలను నివారించడంలో సహాయపడుతుంది.

ముడతలు

ముడతలు అనేది వయస్సుతో వచ్చే సహజమైన ప్రక్రియ. అయితే, ముడతలను తగ్గించడానికి మరియు నివారించడానికి అనేక DIY పరిష్కారాలు ఉన్నాయి.

- హైడ్రేషన్

చర్మానికి తగినంత తేమను అందించడం ముఖ్యం. తేమగా ఉన్న చర్మం ముడతలను తగ్గించడంలో సహాయపడుతుంది.

- సన్‌స్క్రీన్

సూర్యరశ్మి ముడతలకు దారితీయవచ్చు. సన్‌స్క్రీన్‌ను రోజూ ఉపయోగించడం ముఖ్యం.

- విటమిన్ C సీరమ్

విటమిన్ C ముడతలను తగ్గించడంలో సహాయపడే శక్తివంతమైన యాంటీఆక్సిడెంట్.

పొడిచర్మ

పొడిచర్మ అనేది చాలా సాధారణమైన చర్మ సమస్య. పొడి చర్మాన్ని తేమగా ఉంచడానికి అనేక DIY పరిష్కారాలు ఉన్నాయి.

- హైడ్రేటింగ్ క్రీమ్

పొడి చర్మానికి తగినంత తేమను అందించడానికి హైడ్రేటింగ్ క్రీమ్ ఉపయోగించండి.

- హైడ్రేటింగ్ మాస్క్

వారానికి ఒకసారి హైడ్రేటింగ్ మాస్క్‌ను ఉపయోగించండి.

- హైడ్రేటింగ్ ఆయిల్

రాత్రిపూట చర్మానికి హైడ్రేటింగ్ ఆయిల్‌ను అప్లై చేయండి.

Chapter 4: DIY Skincare Hacks for Every Day
అధ్యాయం 4. ప్రతిరోజూ DIY చర్మ సంరక్షణ హక్స్

ప్రయాణంలో ఉన్న చర్మ సంరక్షణ పరిష్కారాల కోసం శీఘ్ర మరియు సులభమైన రెసిపీలు

ప్రయాణం చేస్తున్నప్పుడు మన చర్మంపై అనేక ఒత్తులు పడతాయి. వాతావరణ మార్పులు, పొడిగా ఉండే గాలి, ధూళి మరియు కాలుష్యం మన చర్మాన్ని పొడిబారడానికి, దురద లేదా మంటకు గురికావడానికి కారణమవుతాయి. ప్రయాణంలో మన చర్మాన్ని ఆరోగ్యంగా ఉంచుకోవడానికి, కొన్ని శీఘ్ర మరియు సులభమైన చర్మ సంరక్షణ పరిష్కారాలను ఉపయోగించవచ్చు.

చర్మాన్ని హైడ్రేట్ చేయడం

ప్రయాణంలో ఉన్నప్పుడు, మన చర్మం ఎక్కువగా పొడిబారే అవకాశం ఉంది. అందువల్ల, చర్మాన్ని హైడ్రేట్‌గా ఉంచడానికి, రోజుకు రెండుసార్లు మంచి మాయిశ్చరైజర్‌ను ఉపయోగించడం చాలా ముఖ్యం. మీ చర్మం చాలా పొడిగా ఉంటే, మీరు నిద్రపోయే ముందు ఒక రాత్రి మాయిశ్చరైజర్‌ను కూడా ఉపయోగించవచ్చు.

మీ చర్మానికి సరైన మాయిశ్చరైజర్‌ను ఎంచుకోవడం చాలా ముఖ్యం. మీ చర్మం సాధారణంగా పొడిగా ఉంటే, మీరు హైడ్రేటింగ్ మాయిశ్చరైజర్‌ను ఎంచుకోవాలి. మీ చర్మం కొంచెం నూనెగా ఉంటే, మీరు లైట్ మాయిశ్చరైజర్‌ను ఎంచుకోవాలి.

మీ చర్మానికి సహజమైన మాయిశ్చరైజర్లను ఉపయోగించడానికి మీరు ఇష్టపడితే, కొన్ని సిఫార్సులు ఇక్కడ ఉన్నాయి:

- ఆలివ్ ఆయిల్: ఆలివ్ ఆయిల్ ఒక గొప్ప హైడ్రేటింగ్ ఏజెంట్. ఇది మీ చర్మాన్ని మృదువుగా మరియు మెరుస్తూ చేస్తుంది.
- అవకాడో ఆయిల్: అవకాడో ఆయిల్ కూడా మరొక గొప్ప హైడ్రేటింగ్ ఏజెంట్. ఇది మీ చర్మానికి పోషణను అందిస్తుంది మరియు దానిని మృదువుగా మరియు మెరుస్తూ చేస్తుంది.
- జోజోబా ఆయిల్: జోజోబా ఆయిల్ మీ చర్మానికి సహజ మాయిశ్చరైజర్‌గా పనిచేస్తుంది. ఇది మీ చర్మాన్ని పొడిబారకుండా నిరోధిస్తుంది.

మీ చర్మాన్ని హైడ్రేట్ చేయడానికి మీరు కొన్ని ఇతర చిట్కాలను కూడా అనుసరించవచ్చు:

- **మీరు ఎక్కువ నీరు తాగడం ద్వారా మీ శరీరాన్ని హైడ్రేట్‌గా ఉంచండి.
- **మీరు ప్రయాణించేటప్పుడు, మీ చర్మానికి తరచుగా స్ప్రే చేయడానికి హైడ్రేటింగ్ స్ప్రేని తీసుకెళ్లండి.

సహజ సౌందర్యాన్ని పెంపొందించడానికి సాధారణ గృహోపకరణాలను ఉపయోగించడం

సహజ సౌందర్యం అనేది శరీరం యొక్క సహజ సౌందర్యాన్ని పెంపొందించడానికి ఉద్దేశించిన సౌందర్య దృక్పథం. ఇది సహజ పదార్థాలను ఉపయోగించడం మరియు శరీరాన్ని సహజంగా పోషించడంపై దృష్టి పెడుతుంది.

సహజ సౌందర్యాన్ని పెంపొందించడానికి, మీరు మీ ఇంట్లో ఉన్న కొన్ని సాధారణ గృహోపకరణాలను ఉపయోగించవచ్చు. ఈ గృహోపకరణాలు మీ చర్మం, జుట్టు మరియు మొత్తం ఆరోగ్యాన్ని మెరుగుపరచడంలో సహాయపడతాయి.

చర్మ సంరక్షణ

చర్మ సంరక్షణకు, మీరు క్రింది సాధారణ గృహోపకరణాలను ఉపయోగించవచ్చు:

- మాయిశ్చరైజర్: చర్మాన్ని హైడ్రేట్‌గా ఉంచడానికి మాయిశ్చరైజర్ చాలా ముఖ్యం. మీరు మీ ఇంట్లో ఉన్న పాలు, తేనె లేదా ఆలివ్ నూనె వంటి సహజ పదార్థాలను ఉపయోగించి మాయిశ్చరైజర్‌ను తయారు చేయవచ్చు.

- స్క్రబ్: చర్మం యొక్క చనిపోయిన కణాలను తొలగించడానికి స్క్రబ్ సహాయపడుతుంది. మీరు మీ ఇంట్లో ఉన్న పంచదార, ముడి బార్లీ గింజలు లేదా కోకో బీన్ పొడి వంటి సహజ పదార్థాలను ఉపయోగించి స్క్రబ్‌ను తయారు చేయవచ్చు.

- మాస్క్: చర్మానికి పోషణను అందించడానికి మరియు దానిని మృదువుగా మరియు మెరుస్తూ చేయడానికి మాస్క్ సహాయపడుతుంది. మీరు మీ ఇంట్లో ఉన్న కూరగాయలు, పండ్లు లేదా పాలు వంటి సహజ పదార్థాలను ఉపయోగించి మాస్కను తయారు చేయవచ్చు.

జుట్టు సంరక్షణ

జుట్టు సంరక్షణకు, మీరు క్రింది సాధారణ గృహోపకరణాలను ఉపయోగించవచ్చు:

- షాంపూ: జుట్టును శుభ్రం చేయడానికి మరియు దానిని హైడ్రేట్‌గా ఉంచడానికి షాంపూ చాలా ముఖ్యం. మీరు మీ ఇంట్లో ఉన్న కలబంద, ఆలివ్ నూనె లేదా కొబ్బరి నూనె వంటి సహజ పదార్థాలను ఉపయోగించి షాంపూను తయారు చేయవచ్చు.

- కండీషనర్: జుట్టును శుభ్రం చేయడానికి మరియు దానిని మృదువుగా మరియు మెరుస్తూ చేయడానికి కండీషనర్ చాలా ముఖ్యం. మీరు మీ ఇంట్లో ఉన్న పాలు, తేనె లేదా ఆలివ్ నూనె వంటి సహజ పదార్థాలను ఉపయోగించి కండీషనర్‌ను తయారు చేయవచ్చు.

స్థిరమైన చర్మ సంరక్షణ పద్ధతుల కోసం అప్‌సైక్లింగ్ మరియు పునర్వినియోగం

స్థిరమైన చర్మ సంరక్షణ అనేది మీ చర్మాన్ని ఆరోగ్యంగా ఉంచడానికి మరియు పర్యావరణానికి హాని కలిగించకుండా చేయడానికి మార్గాలను కనుగొనడం. అప్‌సైక్లింగ్ మరియు పునర్వినియోగం అనేవి స్థిరమైన చర్మ సంరక్షణలో ఒక ముఖ్యమైన భాగం.

అప్‌సైక్లింగ్ అనేది అనవసరమైన లేదా పాత చర్మ సంరక్షణ ఉత్పత్తులను కొత్త ఉత్పత్తులుగా మార్చడం. ఉదాహరణకు, మీరు పాత షాంపూను స్క్రబ్‌గా లేదా పాత మాయిశ్చరైజర్‌ను హ్యాండ్ సాప్‌గా మార్చవచ్చు.

పునర్వినియోగం అనేది చర్మ సంరక్షణ ఉత్పత్తులను మళ్ళీ మళ్ళీ ఉపయోగించడం. ఉదాహరణకు, మీరు పాత షాంపూ బాటిల్‌ను పెన్సిల్ డిస్పెన్సర్‌గా మార్చవచ్చు లేదా పాత మాయిశ్చరైజర్ కంటైనర్‌ను ట్రైవల్ సైజ్‌గా మార్చవచ్చు.

అప్‌సైక్లింగ్ మరియు పునర్వినియోగం స్థిరమైన చర్మ సంరక్షణ పద్ధతులను అనుసరించడానికి అనేక ప్రయోజనాలను అందిస్తాయి. వారు:

- పర్యావరణాన్ని కాపాడండి: చర్మ సంరక్షణ ఉత్పత్తుల ఉత్పత్తి మరియు రవాణా పర్యావరణంపై ప్రభావం చూపుతుంది. అప్‌సైక్లింగ్ మరియు పునర్వినియోగం మరింత చర్మ సంరక్షణ ఉత్పత్తులను తయారు చేయడానికి మరియు రవాణా చేయడానికి అవసరం లేకుండా చేస్తుంది.

- డబ్బు ఆదా చేయండి: చర్మ సంరక్షణ ఉత్పత్తులు ఖరీదైనవి కావచ్చు. అప్‌సైక్లింగ్ మరియు పునర్వినియోగం మీ డబ్బును ఆదా చేయడానికి మరియు మీ చర్మ సంరక్షణ ఖర్చులను తగ్గించడానికి సహాయపడతాయి.

వ్యక్తిగతీకరించిన స్నానపు మరియు శరీర ఉత్పత్తులను సృష్టించడం

స్నానపు మరియు శరీర సంరక్షణ అనేది మన ఆరోగ్యం మరియు శ్రేయస్సు యొక్క ముఖ్యమైన భాగం. మనం ఉపయోగించే ఉత్పత్తులు మన చర్మం మరియు జుట్టుపై గణనీయమైన ప్రభావాన్ని చూపుతాయి.

వ్యాపారపరమైన స్నానపు మరియు శరీర ఉత్పత్తుల యొక్క విస్తృత శ్రేణి అందుబాటులో ఉంది, అయితే అవి ప్రతి ఒక్కరి అవసరాలను తీర్చవు. కొంతమందికి దుర్వాసనలు లేదా సువాసనలు చాలా బలంగా ఉంటాయి, మరికొందరికి కొన్ని పదార్థాలకు అలెర్జీలు ఉంటాయి.

మీరు మీ స్వంత వ్యక్తిగతీకరించిన స్నానపు మరియు శరీర ఉత్పత్తులను సృష్టించడం ద్వారా ఈ సమస్యలను పరిష్కరించవచ్చు. ఇది మీకు మీ చర్మం మరియు జుట్టు యొక్క నిర్దిష్ట అవసరాలను తీర్చే ఉత్పత్తులను రూపొందించడానికి అనుమతిస్తుంది.

వ్యక్తిగతీకరించిన స్నానపు మరియు శరీర ఉత్పత్తులను సృష్టించడానికి కొన్ని చిట్కాలు:

- మీ చర్మం మరియు జుట్టు రకాన్ని నిర్ణయించండి. మీ చర్మం ఎలాంటిది? ఇది పొడిగా ఉందా? నూనెగా ఉందా? సున్నితంగా ఉందా? మీ జుట్టు ఎలాంటిది? ఇది నేరుగా ఉందా? కర్లీగా ఉందా? పొడిగా ఉందా? నూనెగా ఉందా? మీ చర్మం మరియు జుట్టు రకాన్ని తెలుసుకోవడం ద్వారా, మీకు సరైన పదార్థాలను ఎంచుకోవడంలో మీకు సహాయపడుతుంది.

- మీరు కోరుకున్న వాసనను ఎంచుకోండి. మీకు ఇష్టమైన సువాసన లేదా దుర్వాసన ఏమిటి? మీరు ఒకే సువాసనను ఉపయోగించాలనుకుంటున్నారా లేదా మీరు వాటిని కలపాలనుకుంటున్నారా? మీకు ఇష్టమైన వాసనను ఎంచుకోవడం ద్వారా, మీరు మీ స్నానపు మరియు శరీర ఉత్పత్తులను మరింత ఆహ్లాదకరంగా చేయవచ్చు.

తాజా చర్మ సంరక్షణ కోసం కాలానుసారంగా పదార్థాలను ఉపయోగించడం

తాజా చర్మం అనేది ఆరోగ్యకరమైన మరియు ప్రకాశవంతమైన చర్మం. ఇది మీ శరీరాన్ని రక్షించడానికి మరియు మీరు మీ ఉత్తమంగా కనిపించడానికి సహాయపడుతుంది.

తాజా చర్మాన్ని పొందడానికి, మీరు మీ చర్మ సంరక్షణ కార్యక్రమంలో కాలానుసారంగా పదార్థాలను ఉపయోగించాలి. ఈ పదార్థాలు మీ చర్మానికి పోషణ మరియు రక్షణను అందిస్తాయి మరియు మీ చర్మాన్ని యవ్వనంగా మరియు ఆరోగ్యంగా ఉంచడంలో సహాయపడతాయి.

కాలానుసారంగా ఉపయోగించడానికి కొన్ని ముఖ్యమైన చర్మ సంరక్షణ పదార్థాలు ఇక్కడ ఉన్నాయి:

- మాయిశ్చరైజర్: మాయిశ్చరైజర్ మీ చర్మాన్ని హైడ్రేట్ చేయడంలో సహాయపడుతుంది మరియు దానిని పొడిగా మరియు ముడతలు పడకుండా నిరోధిస్తుంది. మీరు రోజుకు రెండుసార్లు మాయిశ్చరైజర్‌ను ఉపయోగించాలి.

- స్క్రబ్: స్క్రబ్ మీ చర్మం యొక్క చనిపోయిన కణాలను తొలగించడంలో సహాయపడుతుంది మరియు దానిని మృదువుగా మరియు ప్రకాశవంతంగా చేస్తుంది. మీరు వారానికి ఒకసారి స్క్రబ్‌ను ఉపయోగించాలి.

- మాస్క్: మాస్క్ మీ చర్మానికి పోషణ మరియు పరిరక్షణను అందిస్తుంది. మీరు వారానికి ఒకసారి లేదా రెండుసార్లు మాస్క్‌ను ఉపయోగించాలి.

మీ చర్మానికి సరైన కాలానుసార చర్మ సంరక్షణ పదార్థాలను ఎంచుకోవడానికి, మీ చర్మం యొక్క రకాన్ని మరియు మీ చర్మ సంరక్షణ లక్ష్యాలను పరిగణనలోకి తీసుకోవడం ముఖ్యం.

పొడి చర్మం కోసం, మీరు హైడ్రేటింగ్ మాయిశ్చరైజర్, హైడ్రేటింగ్ స్క్రబ్ మరియు పోషణ అందించే మాస్కను ఎంచుకోవాలి.

నూనెగల చర్మం కోసం, మీరు మీ చర్మాన్ని శుభ్రపరచడానికి మరియు మీ చర్మాన్ని హైడ్రేట్ చేయడానికి సహాయపడే మాయిశ్చరైజర్, శుభ్రపరచే స్క్రబ్ మరియు యాంటీ-ఇన్ఫ్లమేటరీ మాస్కను ఎంచుకోవాలి.

సున్నితమైన చర్మం కోసం, మీరు మీ చర్మానికి ప్రతిచర్యలను కలిగించని మృదువైన పదార్థాలతో తయారు చేయబడిన మాయిశ్చరైజర్, స్క్రబ్ మరియు మాస్కను ఎంచుకోవాలి.

Chapter 5: Beyond Skincare: Embracing a Holistic Approach to Beauty

అధ్యాయం 5. లోపలి సౌందర్యం, బయటి సౌందర్యం: సహజమైన అనుసంధానం

లోపలి ఆరోగ్యం మరియు బయటి కాంతి మధ్య కనెక్షన్

లోపలి ఆరోగ్యం మరియు బయటి కాంతి మధ్య ఒక గట్టి సంబంధం ఉంది. మనం రోజూ ఎంత సూర్యకాంతిని పొందుతున్నామో మన ఆరోగ్యంపై గణనీయమైన ప్రభావాన్ని చూపుతుంది. సూర్యకాంతి అనేది విటమిన్ D యొక్క ప్రధాన మూలం, ఇది ఎముక ఆరోగ్యం, రోగనిరోధక శక్తి మరియు మానసిక ఆరోగ్యానికి ముఖ్యమైనది. సూర్యకాంతి మన మానసిక స్థితిని మెరుగుపరచడంలో కూడా సహాయపడుతుంది, మరియు ఇది మానసిక ఒత్తిడి మరియు ఆందోళనను తగ్గించడంలో సహాయపడుతుంది.

లోపలి ఆరోగ్యాన్ని మెరుగుపరచడంలో సూర్యకాంతి యొక్క ప్రభావం

సూర్యకాంతి లోపలి ఆరోగ్యాన్ని మెరుగుపరచడంలో అనేక విధాలుగా సహాయపడుతుంది.

- ఎముక ఆరోగ్యాన్ని మెరుగుపరుస్తుంది: సూర్యకాంతి అనేది విటమిన్ D యొక్క ప్రధాన మూలం, ఇది ఎముక ఆరోగ్యానికి ముఖ్యమైనది. విటమిన్ D ఎముకలను బలపరచడానికి మరియు కొత్త ఎముక కణాల పెరుగుదలను ప్రోత్సహించడానికి సహాయపడుతుంది. సూర్యకాంతి లేకపోవడం వల్ల ఎముకలు

బలహీనపడటానికి మరియు విరిగే ప్రమాదం పెరగడానికి కారణమవుతుంది.

- రోగనిరోధక శక్తిని మెరుగుపరుస్తుంది: సూర్యకాంతి రోగనిరోధక శక్తిని మెరుగుపరచడంలో సహాయపడుతుంది. సూర్యకాంతితో సంబంధం ఉన్న కార్డినోలిన్ అనే హార్మోన్ రోగనిరోధక కణాల కార్యాచరణను మెరుగుపరచడంలో సహాయపడుతుంది.

- మానసిక ఆరోగ్యాన్ని మెరుగుపరుస్తుంది: సూర్యకాంతి మానసిక ఆరోగ్యాన్ని మెరుగుపరచడంలో సహాయపడుతుంది. సూర్యకాంతితో సంబంధం ఉన్న సెరోటోనిన్ అనే హార్మోన్ మానసిక స్థితిని మెరుగుపరచడంలో సహాయపడుతుంది. సూర్యకాంతి లేకపోవడం వల్ల మానసిక ఒత్తిడి, ఆందోళన మరియు విచారం వంటి మానసిక ఆరోగ్య సమస్యల ప్రమాదం పెరగడానికి కారణమవుతుంది.

ఆహారం, వ్యాయామం, జీవనశైలిలు ఆరోగ్యకరమైన చర్మానికి ఎలా దోహపడతాయి

ఆరోగ్యకరమైన చర్మం అనేది మన ఆరోగ్యానికి మరియు మన స్వీయ-గౌరవానికి ముఖ్యమైన భాగం. ఆరోగ్యకరమైన చర్మం మృదువుగా, స్థితిస్థాపకంగా మరియు మెరుస్తూ ఉంటుంది. ఇది మనకు రక్షణను కూడా అందిస్తుంది, మన శరీరాన్ని నష్టం మరియు వ్యాధుల నుండి రక్షిస్తుంది.

ఆహారం, వ్యాయామం మరియు జీవనశైలిలు మన చర్మ ఆరోగ్యాన్ని గణనీయంగా ప్రభావితం చేస్తాయి. ఆరోగ్యకరమైన ఆహారం తినడం, వారానికి కనీసం 150 నిమిషాలు వ్యాయామం చేయడం మరియు ఆరోగ్యకరమైన జీవనశైలిని అలవడించుకోవడం వల్ల మన చర్మం ఆరోగ్యంగా మరియు యవ్వనంగా కనిపించడంలో సహాయపడుతుంది.

ఆహారం

మన చర్మానికి కావలసిన పోషకాలన్నీ మనం తినే ఆహారం నుండి లభిస్తాయి. ఆరోగ్యకరమైన చర్మానికి అవసరమైన కొన్ని పోషకాలు:

- విటమిన్లు: విటమిన్లు A, C, E మరియు K చర్మ ఆరోగ్యానికి ముఖ్యమైనవి. విటమిన్ A చర్మ కణాల పెరుగుదల మరియు పునరుత్పత్తిని ప్రోత్సహిస్తుంది. విటమిన్ C ఫ్రీ రాడికల్స్‌ను తొలగించడంలో సహాయపడుతుంది, ఇవి చర్మ కణాలకు నష్టం కలిగిస్తాయి. విటమిన్ E చర్మాన్ని తేమగా ఉంచడంలో సహాయపడుతుంది మరియు దానిని మృదువుగా మరియు మెరుస్తూ చేస్తుంది.

విటమిన్ K గాయాలను నయం చేయడంలో సహాయపడుతుంది.

- ఖనిజాలు: సిలికా, జింక్ మరియు రాగి చర్మ ఆరోగ్యానికి ముఖ్యమైన ఖనిజాలు. సిలికా చర్మ కణాలను బలోపేతం చేయడంలో సహాయపడుతుంది. జింక్ చర్మ కణాల పెరుగుదల మరియు పునరుత్పత్తిని ప్రోత్సహిస్తుంది మరియు ఫ్రీ రాడికల్స్‌ను తొలగించడంలో సహాయపడుతుంది. రాగి చర్మ కణాలకు ఆక్సిజన్ను సరఫరా చేయడంలో సహాయపడుతుంది.

- అమైనో ఆమ్లాలు: అమైనో ఆమ్లాలు ప్రోటీన్ల యొక్క నిర్మాణ రాళ్ళు. ప్రోటీన్ చర్మ కణాలకు శక్తిని అందిస్తుంది మరియు దానిని బలోపేతం చేస్తుంది.

ఒత్తిడిని నిర్వహించడం మరియు దాని చర్మ ఆరోగ్యంపై ప్రభావం

ఒత్తిడి అనేది మన జీవితంలో ఒక సహజ భాగం. అయితే, ఎక్కువ ఒత్తిడి చర్మ ఆరోగ్యంపై ప్రతికూల ప్రభావాన్ని చూపుతుంది.

ఒత్తిడి వల్ల చర్మంపై కలిగే ప్రభావాలు

ఒత్తిడి వల్ల చర్మంపై కలిగే కొన్ని ప్రభావాలు ఇక్కడ ఉన్నాయి:

- ముఖ్యంగా కళ్ళ చుట్టూ, నోటి చుట్టూ మరియు నుదుటిపై ముడతలు మరియు గీతలు ఏర్పడతాయి.
- చర్మం పొడిగా మరియు దురదగా మారుతుంది.
- కొన్ని సందర్భాల్లో, తామర, కురుపు మరియు స్కిన్ అలర్జీలు వంటి చర్మ సమస్యలు మరింత తీవ్రమవుతాయి.
- కొంతమందిలో, ఒత్తిడి వల్ల స్కిన్ ఇన్ఫెక్షన్లు సంభవించే ప్రమాదం పెరుగుతుంది.

ఒత్తిడిని ఎలా నిర్వహించాలి?

ఒత్తిడిని నిర్వహించడానికి అనేక మార్గాలు ఉన్నాయి. కొన్ని సాధారణ పద్ధతులు ఇక్కడ ఉన్నాయి:

- వ్యాయామం చేయండి: వ్యాయామం ఒత్తిడిని తగ్గించడానికి మరియు మానసిక ఆరోగ్యాన్ని మెరుగుపరచడానికి ఒక గొప్ప మార్గం.

- తగినంత నిద్ర పొందండి: నిద్రలేమి ఒత్తిడిని పెంచుతుంది, కాబట్టి ప్రతి రాత్రి కనీసం 7-8 గంటలు నిద్రపోవడం ముఖ్యం.

- ఆరోగ్యకరమైన ఆహారం తినండి: ఆరోగ్యకరమైన ఆహారం మీ శరీరానికి అవసరమైన పోషకాలను అందించడంలో సహాయపడుతుంది మరియు ఒత్తిడిని తగ్గించడానికి సహాయపడుతుంది.

- మీరు ఇష్టపడే విషయాలను చేయండి: మీరు ఇష్టపడే విషయాలను చేయడం మీకు విశ్రాంతి తీసుకోవడానికి మరియు ఒత్తిడిని తగ్గించడానికి సహాయపడుతుంది.

- ఒత్తిడి నిర్వహణ పద్ధతులను నేర్చుకోండి: ఒత్తిడిని తగ్గించడానికి మీకు సహాయపడే అనేక రకాల ఒత్తిడి నిర్వహణ పద్ధతులు అందుబాటులో ఉన్నాయి. మీకు సరిపోయే పద్ధతిని కనుగొనడానికి ప్రయత్నించండి.

ఒత్తిడిని నిర్వహించడం ద్వారా, మీరు మీ చర్మ ఆరోగ్యాన్ని మెరుగుపరచడంలో సహాయపడవచ్చు.

ప్రకాశవంతమైన చర్మ కోసం మనస్సారత మరియు స్వీయ-సంరక్షణ పద్ధతులు

ప్రకాశవంతమైన చర్మం అనేది మన ఆరోగ్యం మరియు స్వీయ-గౌరవానికి ఒక ముఖ్యమైన భాగం. మన చర్మం మాకు రక్షణను కూడా అందిస్తుంది, మన శరీరాన్ని నష్టం మరియు వ్యాధుల నుండి రక్షిస్తుంది.

ప్రకాశవంతమైన చర్మం కలిగి ఉండటానికి, మనం మన ఆహారం, వ్యాయామం మరియు జీవనశైలిని నిర్వహించడం ద్వారా మన చర్మ ఆరోగ్యాన్ని మెరుగుపరుచుకోవాలి. మనం మన మనస్సును కూడా ఆరోగ్యంగా ఉంచుకోవాలి, ఎందుకంటే మన మనస్సు యొక్క ఆరోగ్యం మన చర్మ ఆరోగ్యంపై ప్రభావాన్ని చూపుతుంది.

మనస్సారత మరియు స్వీయ-సంరక్షణ

మనస్సారత అనేది మన ఆలోచనలు, భావాలు మరియు భావాలను గమనించడం మరియు అర్థం చేసుకోవడం. స్వీయ-సంరక్షణ అనేది మన శారీరక మరియు మానసిక ఆరోగ్యాన్ని మెరుగుపరచడానికి మనం చేసే చర్యలు.

మనస్సారత మరియు స్వీయ-సంరక్షణ మన చర్మ ఆరోగ్యానికి అనేక విధాలుగా సహాయపడతాయి. మొదట, అవి ఒత్తిడిని తగ్గించడంలో సహాయపడతాయి. ఒత్తిడి చర్మంపై హానికరం, ఇది ముడతలు, పొడిదనం మరియు ఇతర సమస్యలను కలిగిస్తుంది.

రెండవది, మనస్సారత మరియు స్వీయ-సంరక్షణ మనకు మరింత శక్తిని మరియు ఆనందాన్ని అందిస్తాయి. ఈ

సానుకూల భావోద్వేగాలు చర్మంపై హానికరం కాదు, అవి దానిని మరింత ఆరోగ్యంగా మరియు ప్రకాశవంతంగా కనిపించేలా చేయడంలో సహాయపడతాయి.

ప్రకాశవంతమైన చర్మం కోసం మనస్పారత మరియు స్వీయ-సంరక్షణ పద్ధతులు

మీ చర్మాన్ని ప్రకాశవంతంగా మరియు ఆరోగ్యంగా ఉంచడానికి మీరు చేయగలిగే కొన్ని మనస్పారత మరియు స్వీయ-సంరక్షణ పద్ధతులు ఇక్కడ ఉన్నాయి:

- మీ ఆలోచనలను గమనించండి. మీరు ఎలా ఆలోచిస్తారో గమనించండి మరియు మీ ఆలోచనలు మీ చర్మంపై ఎలా ప్రభావాన్ని చూపుతున్నాయో చూడండి. మీరు ప్రతికూల ఆలోచనలను కలిగి ఉంటే, వాటిని సానుకూల ఆలోచనలతో భర్తీ చేయడానికి ప్రయత్నించండి.

సానుకూల శరీర చిత్రాన్ని మరియు స్వీయ-స్వీయాకరణను పెంపొందించడం

సానుకూల శరీర చిత్రం అనేది మన శరీరంపై మనకు ఉన్న భావన. ఇది మనం మన శరీరాన్ని ఎలా చూస్తాము, ఎలా అనుభవిస్తాము మరియు ఇతరులతో ఎలా సంభాషిస్తాము అనే దానిపై ప్రభావాన్ని చూపుతుంది. సానుకూల శరీర చిత్రం కలిగి ఉండటం మనకు మన శరీరంతో సంతోషంగా మరియు సౌకర్యంగా ఉండటానికి సహాయపడుతుంది.

స్వీయ-స్వీయాకరణ అనేది మనం మన శరీరం మరియు మనం ఎవరో అనే దానిని అంగీకరించే ప్రక్రియ. ఇది సానుకూల శరీర చిత్రంతో సంబంధం కలిగి ఉంది, ఎందుకంటే మనం మన శరీరంతో సౌకర్యంగా ఉన్నప్పుడు, మనం దానిని మరింత సులభంగా అంగీకరించగలుగుతాము.

సానుకూల శరీర చిత్రాన్ని మరియు స్వీయ-స్వీయాకరణను పెంపొందించడానికి మీరు చేయగలిగే కొన్ని విషయాలు ఇక్కడ ఉన్నాయి:

- మీ ఆలోచనలను గమనించండి. మీరు మీ శరీరం గురించి ఎలా ఆలోచిస్తారో గమనించండి. మీరు ప్రతికూల ఆలోచనలను కలిగి ఉంటే, వాటిని సానుకూల ఆలోచనలతో భర్తీ చేయడానికి ప్రయత్నించండి.

- మీ శరీరం గురించి మంచి విషయాలను గుర్తుంచుకోండి. మీ శరీరం చేయగలిగే అన్ని విషయాల గురించి ఆలోచించండి. మీరు ఏమి ఇష్టపడతారో గుర్తుంచుకోండి.

- మీకు సానుకూలమైన చిత్రాలను చూడండి. మీరు సౌందర్య ప్రమాణాలకు అనుగుణంగా లేనప్పటికీ, మీరు అందంగా ఉన్నారని మీకు తెలియజేసే చిత్రాలను చూడండి.

- మీ శరీరంతో సానుకూల అనుభవాలను కలిగి ఉండండి. మీరు మీ శరీరంతో ఆనందించే విషయాలను చేయండి. మీరు మీ శరీరం గురించి మంచి అనుభూతి చెందాలనుకుంటే, మీరు దానితో సానుకూల అనుభవాలను కలిగి ఉండాలి.

- మీ శరీరం గురించి మీ ఆలోచనలను మార్చడానికి సహాయపడే వ్యక్తితో మాట్లాడండి. ఒక థెరపిస్ట్ లేదా సహాయక స్నేహితుడు మీకు మీ ఆలోచనలను మార్చడానికి మరియు మీ శరీరాన్ని మరింత సానుకూలంగా చూడటానికి సహాయపడవచ్చు.

Chapter 6: The DIY Skincare Revolution Continues: Resources and Inspiration

అధ్యాయం 6. DIY చర్మ సంరక్షణ విప్లవం కొనసాగుతోంది: వనరులు మరియు స్ఫూర్తి

DIY చర్మ సంరక్షణ అభిమానులకు మద్దతు ఇచ్చే సంఘాన్ని నిర్మించడం

చర్మ సంరక్షణ అనేది ఒక వ్యక్తిగతమైన ప్రయాణం. ప్రతి ఒక్కరి చర్మం భిన్నంగా ఉంటుంది, కాబట్టి ఏది ఉత్తమంగా పని చేస్తుందో కనుగొనడం కొన్నిసార్లు కష్టమవుతుంది. DIY చర్మ సంరక్షణ అనేది ఈ ప్రయాణంలో మీకు సహాయపడే ఒక మార్గం. ఇది మీకు మీ చర్మం గురించి తెలుసుకోవడానికి మరియు మీకు సరైన ఉత్పత్తులు మరియు చర్యలను కనుగొనడానికి సహాయపడుతుంది.

DIY చర్మ సంరక్షణ అభిమానులకు మద్దతు ఇచ్చే సంఘాన్ని నిర్మించడం ద్వారా, మీరు ఈ ప్రయాణంలో ఇతరులతో కనెక్ట్ అవ్వడానికి మరియు నేర్చుకోవడానికి సహాయం చేయవచ్చు. ఈ సంఘం ద్వారా, మీరు:

- ఇతర DIY చర్మ సంరక్షణ అభిమానులతో మీ అనుభవాలను పంచుకోవచ్చు.
- మీ చర్మం గురించి తెలుసుకోవడానికి మరియు మీకు సరైన ఉత్పత్తులు మరియు చర్యలను కనుగొనడానికి సహాయపడే సమాచారాన్ని పొందవచ్చు.

- DIY చర్మ సంరక్షణలో మీ నైపుణ్యాలను మెరుగుపరచుకోవచ్చు.

DIY చర్మ సంరక్షణ అభిమానులకు మద్దతు ఇచ్చే సంఘాన్ని నిర్మించడానికి, మీరు క్రింది దశలను అనుసరించవచ్చు:

1. మీ లక్ష్యాలను నిర్వచించండి. మీ సంఘం ఏమి చేయాలనుకుంటుందో మీరు తెలుసుకోవాలి. మీరు సమాచారాన్ని పంచుకోవడానికి, నైపుణ్యాలను నేర్చుకోవడానికి లేదా కేవలం ఇతరులతో కనెక్ట్ అవ్వడానికి ఒక ప్రదేశాన్ని అందించాలనుకుంటున్నారా? మీ లక్ష్యాలను నిర్వచించడం మీకు మీ సంఘం కోసం సరైన వ్యూహాన్ని అభివృద్ధి చేయడంలో సహాయపడుతుంది.

2. మీ లక్ష్యాలను సాధించడానికి మార్గాలను కనుగొనండి. మీ లక్ష్యాలను సాధించడానికి మీరు ఏమి చేయాలనుకుంటున్నారో ఆలోచించండి. మీరు వెబ్‌సైట్‌ను సృష్టించాలనుకుంటున్నారా? సోషల్ మీడియాలో బృందాన్ని సృష్టించాలనుకుంటున్నారా? లేదా కేవలం క్రమం తప్పకుండా సమావేశాలను నిర్వహించాలనుకుంటున్నారా? మీ లక్ష్యాలను సాధించడానికి మీకు సహాయపడే మార్గాలను కనుగొనండి.

3. మీ సంఘాన్ని ప్రచారం చేయండి. మీరు ఎవరికోసం సంఘాన్ని సృష్టించారో వారిని చేరుకోవడం ముఖ్యం. మీ సంఘాన్ని సోషల్ మీడియాలో ప్రచారం చేయండి, వెబ్‌సైట్‌ను సృష్టించండి మరియు క్రమం తప్పకుండా క్రింది వార్తలను పంపండి.

ఆన్‌లైన్ వనరులు మరియు ఫోరమ్‌లను అన్వేషించడం ద్వారా మరింత నేర్చుకోవడం

ఆధునిక యుగంలో, మనం కనుగొనగలిగే సమాచారం యొక్క మొత్తం భారీగా ఉంది. మనం ఏదైనా నేర్చుకోవాలనుకుంటే, మనం దాని కోసం ఆన్‌లైన్‌లో వెతకాలి. ఆన్‌లైన్ వనరులు మరియు ఫోరమ్‌లు మనకు మరింత నేర్చుకోవడానికి మరియు మన జ్ఞానాన్ని విస్తరించడానికి ఒక గొప్ప మార్గం.

ఆన్‌లైన్ వనరులు మనకు వివిధ రకాల సమాచారాన్ని అందిస్తాయి. మనం పాఠాలు, వ్యాసాలు, వీడియోలు మరియు ఇతర రకాల కంటెంట్‌ను కనుగొనవచ్చు. మనం ఏదైనా అంశం గురించి తెలుసుకోవాలనుకుంటే, ఆన్‌లైన్‌లో మనకు దానిపై సమాచారం ఉండే అవకాశం ఉంది.

ఆన్‌లైన్ వనరులు మనకు ఇతరులతో కనెక్ట్ అవ్వడానికి కూడా అనుమతిస్తాయి. మనం ఫోరమ్‌లు, సోషల్ మీడియా గ్రూప్‌లు మరియు ఇతర ఆన్‌లైన్ కమ్యూనిటీలలో చేరవచ్చు. ఈ కమ్యూనిటీలలో, మనం ఇతరుల నుండి నేర్చుకోవచ్చు మరియు మన అనుభవాలను పంచుకోవచ్చు.

ఆన్‌లైన్ వనరులు మరియు ఫోరమ్‌లను అన్వేషించడం ద్వారా మనం మరింత నేర్చుకోవడానికి కొన్ని చిట్కాలు ఇక్కడ ఉన్నాయి:

- మీ లక్ష్యాలను నిర్వచించండి. మీరు ఏమి నేర్చుకోవాలనుకుంటున్నారో ముందుగానే తెలుసుకోవడం ముఖ్యం. మీ లక్ష్యాలను తెలుసుకోవడం మీకు సరైన వనరులను కనుగొనడంలో సహాయపడుతుంది.

- మీ అవసరాలకు అనుగుణంగా వనరులను ఎంచుకోండి. మీకు సులభంగా అర్థమయ్యే మరియు మీకు ఉపయోగకరంగా ఉండే వనరులను ఎంచుకోండి.

- వివిధ వనరులను ఉపయోగించండి. ఒక వనరు నుండి మీరు అన్ని సమాచారాన్ని పొందలేరు. వివిధ వనరుల నుండి సమాచారాన్ని పొందడం మీకు మరింత పూర్తిమైన చిత్రాన్ని ఇస్తుంది.

- మీ అనుభవాలను పంచుకోండి. మీరు ఏమి నేర్చుకున్నారో ఇతరులతో పంచుకోవడం ద్వారా, మీరు మీ జ్ఞానాన్ని విస్తరించడానికి మరియు ఇతరులకు సహాయం చేయడానికి సహాయపడతారు.

ప్రయోగాలు చేసి, మీ ప్రత్యేకమైన చర్మానికి ఏది ఉత్తమంగా పనిచేస్తుందో కనుగొనడం

చర్మ సంరక్షణ అనేది ఒక వ్యక్తిగతమైన ప్రయాణం. ప్రతి ఒక్కరి చర్మం భిన్నంగా ఉంటుంది, కాబట్టి ఏది ఉత్తమంగా పని చేస్తుందో కనుగొనడం కొన్నిసార్లు కష్టమవుతుంది. ప్రయోగాలు చేయడం ద్వారా, మీ ప్రత్యేకమైన చర్మానికి ఏది ఉత్తమంగా పనిచేస్తుందో మీరు కనుగొనవచ్చు.

ప్రయోగాలు చేయడానికి ముందు, మీ చర్మం యొక్క రకం మరియు అవసరాల గురించి తెలుసుకోవడం ముఖ్యం. మీ చర్మం యొక్క రకాన్ని నిర్ణయించడానికి మీరు స్కిన్ టైప్ టెస్ట్‌ను తీసుకోవచ్చు. మీ చర్మం యొక్క అవసరాలను అర్థం చేసుకోవడానికి, మీరు మీ చర్మాన్ని శాస్త్రీయంగా అంచనా వేయగల స్కిన్ కేర్ నిపుణుడిని సంప్రదించవచ్చు.

మీరు మీ చర్మం గురించి తెలుసుకున్న తర్వాత, మీరు ప్రయోగాలు ప్రారంభించవచ్చు. ప్రారంభంలో, కొన్ని కొత్త ఉత్పత్తులను ఒకేసారి ప్రయత్నించడం మానుకోండి. ప్రతి ఉత్పత్తి యొక్క ప్రభావాన్ని మీరు చూడటానికి, ప్రతి ఉత్పత్తిని కొన్ని వారాల్లో ప్రయత్నించండి.

మీరు ప్రయోగాలు చేస్తున్నప్పుడు, మీ చర్మం యొక్క ప్రతిస్పందనను గమనించడం ముఖ్యం. మీ చర్మం దురద, ఎరుపి లేదా ఇతర అసౌకర్యాలను అనుభవిస్తే, ఆ ఉత్పత్తిని ఉపయోగించడం మానుకోండి.

మీరు ప్రయోగాలు చేయడానికి కొన్ని చిట్కాలు ఇక్కడ ఉన్నాయి:

- చిన్న మొత్తంలో ఉత్పత్తితో ప్రారంభించండి. మీ చర్మం ఏదైనా అలెర్జీ లేదా ప్రతిచర్యలను అనుభవిస్తే, మీరు చిన్న మొత్తంతో ప్రారంభించినందున మీరు దానిని త్వరగా ఆపవచ్చు.

- మీ చర్మం యొక్క ప్రతిస్పందనను గమనించండి. మీ చర్మం దురద, ఎరుపి లేదా ఇతర అసౌకర్యాలను అనుభవిస్తే, ఆ ఉత్పత్తిని ఉపయోగించడం మానుకోండి.

- వివిధ రకాల ఉత్పత్తులను ప్రయత్నించండి. మీ చర్మానికి ఏది ఉత్తమంగా పనిచేస్తుందో మీరు కనుగొనే వరకు వివిధ రకాల ఉత్పత్తులను ప్రయత్నించండి.

- ఓపికగా ఉండండి. మీ చర్మంపై ఏదైనా మార్పులను చూడడానికి కొన్ని వారాల్లో సమయం పట్టవచ్చు.

మీ స్వంత DIY చర్మ సంరక్షణ సృష్టిలను పంచుకుని, ఇతరులను ప్రేరేపించడం

DIY చర్మ సంరక్షణ అనేది మీ చర్మం కోసం మీ స్వంత ఉత్పత్తులను సృష్టించే ప్రక్రియ. ఇది మీకు మరింత సహజమైన మరియు ఖరీదైన చర్మ సంరక్షణ ఎంపికలను అందిస్తుంది.

మీ స్వంత DIY చర్మ సంరక్షణ సృష్టిలను పంచుకోవడం ద్వారా, మీరు ఇతరులను ప్రేరేపించవచ్చు మరియు చర్మ సంరక్షణ గురించి అవగాహన పెంచుకోవచ్చు.

మీ స్వంత DIY చర్మ సంరక్షణ సృష్టిలను పంచుకోవడానికి కొన్ని మార్గాలు ఇక్కడ ఉన్నాయి:

- వెబ్‌సైట్ లేదా బ్లాగును ప్రారంభించండి. మీరు మీ సృష్టిలను, మీ అనుభవాలను మరియు మీ చిట్కాలను షేర్ చేయడానికి మీ స్వంత వెబ్‌సైట్ లేదా బ్లాగును ప్రారంభించవచ్చు.

- సోషల్ మీడియాను ఉపయోగించండి. మీరు మీ సృష్టిలను, మీ అనుభవాలను మరియు మీ చిట్కాలను షేర్ చేయడానికి సోషల్ మీడియాను ఉపయోగించవచ్చు.

- ఆన్‌లైన్ ఫోరమ్‌లు మరియు కమ్యూనిటీలలో పాల్గొనండి. మీరు మీ సృష్టిలను, మీ అనుభవాలను మరియు మీ చిట్కాలను షేర్ చేయడానికి ఆన్‌లైన్ ఫోరమ్‌లు మరియు కమ్యూనిటీలలో పాల్గొనవచ్చు.

మీ స్వంత DIY చర్మ సంరక్షణ సృష్టిలను పంచుకునేటప్పుడు, కొన్ని విషయాలను గుర్తుంచుకోండి:

- సురక్షితంగా ఉండండి. మీరు ఉపయోగించే అన్ని పదార్థాలు మీ చర్మానికి సురక్షితమైనవని నిర్ధారించుకోండి.

- సూచనలను అనుసరించండి. మీరు ఉపయోగించే ప్రతి సృష్టి యొక్క సూచనలను అనుసరించండి.

- మీ అనుభవాలను పంచుకోండి. మీరు మీ సృష్టిలను ఎలా ఉపయోగించారో మరియు అవి మీ చర్మంపై ఎలా పని చేశాయో ఇతరులతో పంచుకోండి.

మీ స్వంత DIY చర్మ సంరక్షణ సృష్టిలను పంచుకోవడం ద్వారా, మీరు ఇతరులను ప్రేరేపించవచ్చు మరియు చర్మ సంరక్షణ గురించి అవగాహన పెంచుకోవచ్చు. మీరు మీ స్వంత చర్మ సంరక్షణ ప్రయాణంలో మీకు సహాయపడే కొత్త ఆలోచనలు మరియు చిట్కాలను కూడా కనుగొనవచ్చు.

DIY చర్మ సంరక్షణ యొక్క భవిష్యత్తు మరియు వ్యక్తులను బలోపేంచే దాని సామర్థ్యం

DIY చర్మ సంరక్షణ అనేది మీ చర్మం కోసం మీ స్వంత ఉత్పత్తులను సృష్టించే ప్రక్రియ. ఇది మీకు మరింత సహజమైన మరియు ఖరీదైన చర్మ సంరక్షణ ఎంపికలను అందిస్తుంది.

DIY చర్మ సంరక్షణ యొక్క భవిష్యత్తు చాలా ఉత్తేజకరంగా ఉంది. ప్రపంచవ్యాప్తంగా మరింత మంది ప్రజలు DIY చర్మ సంరక్షణలో ఆసక్తి చూపుతున్నారు. ఈ ఆసక్తి పెరగడానికి అనేక కారణాలు ఉన్నాయి:

- సహజత: ప్రజలు మరింత సహజమైన ఉత్పత్తులను ఉపయోగించడానికి ఆసక్తి చూపుతున్నారు. DIY చర్మ సంరక్షణ మీకు మీ స్వంత సహజ ఉత్పత్తులను సృష్టించడానికి అనుమతిస్తుంది.

- ఖర్చు: DIY చర్మ సంరక్షణ చాలా తక్కువ ఖరీదైనది. మీరు మీ స్వంత ఉత్పత్తులను సృష్టించడం ద్వారా, మీరు వినియోగదారులకు అందుబాటులో ఉన్న ప్రీ-మేడ్ ఉత్పత్తుల ఖరీదను తగ్గించవచ్చు.

- నియంత్రణ: DIY చర్మ సంరక్షణ మీకు మీ చర్మ సంరక్షణలో ఎక్కువ నియంత్రణను ఇస్తుంది. మీరు మీ చర్మం యొక్క అవసరాలకు అనుగుణంగా ఉత్పత్తులను సృష్టించవచ్చు.

DIY చర్మ సంరక్షణ వ్యక్తులను బలోపేంచే సామర్థ్యాన్ని కలిగి ఉంది. ఇది ప్రజలకు మరింత సహజమైన మరియు ఖరీదైన చర్మ సంరక్షణ ఎంపికలను అందిస్తుంది. ఇది ప్రజలకు వారి చర్మ సంరక్షణలో ఎక్కువ నియంత్రణను కూడా ఇస్తుంది.

DIY చర్మ సంరక్షణ యొక్క కొన్ని ప్రయోజనాలు ఇక్కడ ఉన్నాయి:

- సహజమైన పదార్థాలను ఉపయోగించడం వల్ల మీ చర్మానికి హాని కలిగించే రసాయనాలకు గురికావడం తగ్గుతుంది.

- మీ చర్మం యొక్క అవసరాలకు అనుగుణంగా ఉత్పత్తులను సృష్టించడం ద్వారా, మీరు మెరుగైన చర్మ సంరక్షణ ఫలితాలను పొందవచ్చు.

- DIY చర్మ సంరక్షణ మీకు మరింత ఆర్థికంగా మరియు పర్యావరణ అనుకూలమైన చర్మ సంరక్షణ ఎంపికలను అందిస్తుంది.

DIY చర్మ సంరక్షణ భవిష్యత్తులో మరింత ప్రజాదరణ పొందుతుందని భావిస్తున్నారు. ఈ పద్ధతి ప్రజలకు మరింత సహజమైన మరియు ఖరీదైన చర్మ సంరక్షణ ఎంపికలను అందిస్తుంది. ఇది ప్రజలకు వారి చర్మ సంరక్షణలో ఎక్కువ నియంత్రణను కూడా ఇస్తుంది.

www.ingramcontent.com/pod-product-compliance
Lightning Source LLC
LaVergne TN
LVHW020433080526
838202LV00055B/5173
* 9 7 8 8 1 1 9 8 5 5 0 1 8 *